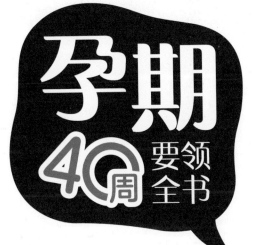

孕期
40周 要领全书

杨静 主编

江西科学技术出版社
·南昌·

图书在版编目（CIP）数据

孕期 40 周要领全书 / 杨静主编 . -- 南昌 ：江西科学技术出版社，2019.3

ISBN 978-7-5390-6626-4

Ⅰ . ①孕… Ⅱ . ①杨… Ⅲ . ①妊娠期－妇幼保健－基本知识 Ⅳ . ① R715.3

中国版本图书馆 CIP 数据核字 (2018) 第 259562 号

选题序号：ZK2018080

图书代码：B18243-101

责任编辑：张旭　周楚倩

孕期 40 周要领全书

YUNQI 40 ZHOU YAOLING QUANSHU

杨静　主编

摄影摄像	深圳市金版文化发展股份有限公司	
选题策划	深圳市金版文化发展股份有限公司	
封面设计	深圳市金版文化发展股份有限公司	
出　　版	江西科学技术出版社	
社　　址	南昌市蓼洲街 2 号附 1 号	
	邮编：330009　电话：（0791）86623491　86639342（传真）	
发　　行	全国新华书店	
印　　刷	深圳市雅佳图印刷有限公司	
开　　本	787mm×1092mm　1/16	
字　　数	260 千字	
印　　张	14	
版　　次	2019 年 3 月第 1 版　2019 年 3 月第 1 次印刷	
书　　号	ISBN 978-7-5390-6626-4	
定　　价	39.80 元	

赣版权登字：-03-2018-454

前言 Preface

　　怀孕是女人一生中非常重要的事情，是一段难能可贵的幸福时光，是一种独特的人生体验，也是每一位妈妈为了孕育健康宝宝而竭尽全力的过程。

　　怀孕10个月，40周的旅程，280天的陪伴，随着胎儿一天天长大，幸福的分量也在与日俱增，同时孕妈妈也出现了一些担心和疑问：漫漫孕期怎样才能顺利度过？自己和宝宝会发生哪些变化？如何调整孕期的饮食与生活以适应这些变化？不同时期的产检要怎么做？宝宝胎教有哪些？《孕期40周要领全书》将为你答疑解惑，给你科学、细致且实用的指导。

　　《孕期40周要领全书》以"月"为单位，完整记录了孕期40周母体及胎儿的生长变化，让孕妈妈能快速找到孕期相应阶段所需注意事项、日常生活起居要点、饮食调理重点、产检相关事宜等内容。准爸爸也可以在书中找到相应的指导建议，做好孕妈妈和胎宝宝的营养师，顺利从模范丈夫晋升为模范爸爸。

　　本书内容全面，语言浅显易懂，结合专家意见，为孕期40周的生活保驾护航。无论是即将为人父母的你，还是准备怀孕的女性，本书都将如同贴心的妇产科专家般地给你指引，陪你一起走过生命中的宝贵时光，见证你孕育、生产宝宝的难忘时刻。

目录 Contents

Chapter 2　孕2月（5～8周）：让人烦恼的早孕反应

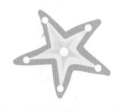

目录 Contents

Chapter 5　孕5月（17～20周）：
开始感觉到胎动

目录 Contents

Chapter 6   孕6月（21～24周）：
"孕味"十足的美好时光

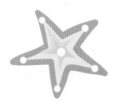

目录 Contents

Chapter 9　　孕9月（33 ～ 36 周）：
幸福，近了

Chapter 10 孕 10 月（37 ~ 40 周）：准备分娩

怀孕前就要提前做好准备

既然准备怀孕了，那么请至少在怀孕前3个月或提前半年就开始有意识地调养身体，做好孕前身心准备。因为你的身体状况和心理状态，不仅会影响到孕育工作的顺利进行，还会影响宝宝的先天体质和健康状态。

孕前检查不可忽略

备孕期间，很多人往往都很关注饮食、生活习惯，却容易忽视"孕前检查"这一重要的备孕环节。这里我们所说的孕前检查特指狭义的孕前检查，即健康状况检查，包括评估健康状况和孕前医学检查。一般而言，孕前检查有以下好处：

○ 通过孕前检查，可以提前发现一些异常情况及监测疾病，从而达到提前干预、及时诊断、积极治疗的目的，有利于夫妻双方的健康。同时，医生还可以对孕育进行指导。

○ 孕前检查可以综合评估女性的孕产风险，了解孕育的高危因素，减少流产、妊娠期并发症和孕产妇死亡率等的发生，以保障母体健康。

○ 通过孕前检查可以了解夫妻双方是否为遗传病携带者、有无感染性疾病等，排除一些对宝宝健康不利的因素，为宝宝的健康成长创造有利的因素。

专家建议，孕前检查最好是在怀孕前3～6个月进行，检查对象包括夫妻双方。检查项目包括一般体检，如血型检查、血压测量、身高体重测量、血糖和心脏检测等，还要检测生殖器官以及免疫系统、遗传病史等。当然医生也会根据个人情况进行进一步检查，以确保备孕夫妻的身体状况。

夫妻双方都要做好心理准备

生儿育女是每个家庭的头等大事，在准备怀孕之前，夫妻二人不仅要做好物质、经济上的准备，更重要的是要做好心理准备。备孕女性要知道，孕育生命是一件神圣和伟大的事情，虽然孕期会有些辛苦，但心中是充满幸福感的，要用积极的心态去面对，让宝宝在自己的身体里健康成长，要相信等他平安出生，所有的付出都是值得的；备孕男性则要懂得，从为人夫到为人父，将会是更多的责任与担当，需要更强大的内心，多体谅妻子孕期的辛苦，做足心理准备。

规律生活习惯，维持身体状态

备孕夫妻双方在计划怀孕前的一段时间内要调整生活习惯，将以往熬夜、赖床等坏习惯改掉，尽量做到早睡早起，合理作息，充分的休息可以让自己的身体和情绪处于稳定状态，否则生物钟节律混乱，很容易出现头痛、失眠、烦躁等症状。

此外还要进行适度的体育锻炼与运动，以维持身体状态。既可以促进女性体内激素的合理调配，确保受孕时女性体内激素的平衡与精子的顺利着床，避免怀孕早期发生流产，又可以促进孕妇体内胎儿的发育和日后宝宝身体的灵活度。同时，锻炼对备孕期男性来说，也可以提高身体素质，并确保精子的质量。进行运动时，要注意以下相关事项：

○　采取积极主动的锻炼方法，并量力而行，避免对身体造成不必要的损伤。女性适宜选择健美操、瑜伽、游泳等运动；男性则可选择快走、慢跑、骑自行车等有氧运动。

○　备孕期间每周应运动至少 3 次，每次 30 分钟左右，循序渐进，逐渐增加运动量和强度，以调动体内抗氧化酶的积极性，起到提升体质的作用。

职场备孕夫妇由于空闲时间少，更应该合理安排生活和工作，抓住一切可以运动的机会，如起床前在床上做些简单的活动，上下班途中多走路，睡前适当做些放松运动等。

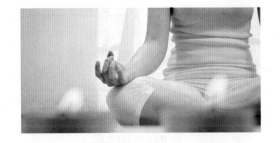

备孕女性营养攻略

饮食营养对备孕的成功与否至关重要，备孕女性可以吃一些补益卵子、清体排毒的食物，为迎接宝宝调整好身体状态。需要提醒备孕女性注意的是，如果体内缺乏某种营养素，就会影响宝宝的健康，所以一些关键营养素，例如蛋白质、叶酸、碘、锌、铁、维生素 C、维生素 A 等，建议科学饮食，合理食补。

饮食多样化

备孕期间要注意摄入的营养必须均衡全面，平时饮食，应当吃得杂一些，各类型食物都要吃一些，养成良好的膳食习惯，不要挑食、偏食，以补充多种营养元素。

孕前 3 个月开始补充叶酸

叶酸可以有效预防胎儿神经管畸形，降低发生自然流产、胎儿发育不良等的概率。女性应在备孕阶段和孕后 3 个月每天服用 0.4 毫克的叶酸。

吃一些补益卵子、清体排毒的食物

多吃一些有排毒功效的食物，例如红枣、猪血、蔬果汁、韭菜等，能帮助排出体内毒素，为宝宝的到来打造优质内环境。同时，还有助于提高卵子质量，保持良好孕力。

少在外面就餐

饭店里的食物虽然美味可口，但往往脂肪和糖的含量过高，而维生素和矿物质不足，烹调时盐分、食用油、味精常常使用过多。如果经常在外就餐，人体所需要的各种营养比例容易失衡，难免会引起身体的不适，同时对怀孕不利。

不要节食减肥

节食容易造成营养不良、内分泌失调等不良后果。备孕期减肥目的是为了健康怀孕，采用节食等不健康的方式违背了初衷，而且节食减的只是水分和肌肉，停止后反弹可能会严重。

戒烟酒、含咖啡因饮品

戒烟酒，咖啡、可乐等饮品也不宜多喝。烟酒中的有害物质易影响胎儿的身体和大脑的发育，甚至导致出现畸形。含咖啡因的饮品，过量摄入也可能会造成胎儿发育迟缓。

备孕男性要做的准备

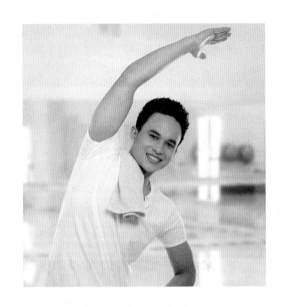

很多人认为备孕只要女性做好就可以了，其实这是一个误区，怀孕是两个人的事，男性自然也需要备孕。一般男性备孕需要从生活习惯、饮食、孕前检查和夫妻房事几个方面入手，规律生活习惯、适当运动、保持良好心态；戒烟戒酒，科学饮食，可以适当多吃一些富含锌、硒的食物，提高精子质量；还要和妻子一起接受孕前检查；为了提高受孕率，可以选择在排卵期行房事，之前的禁欲生活不宜过长。

高龄孕妈妈孕前须知

所谓高龄产妇是指生产年龄超过 35 岁（怀孕年龄超过 34 岁）的产妇。与普通孕妈妈不同，由于年龄的原因，高龄孕妈妈在备孕和怀孕期间都存在风险，例如怀孕难度大、病理妊娠、胎儿宫内发育迟缓、胎儿窘迫症、容易流产或早产等，这就要求备孕女性在孕前一定要做好孕前检查，并改善体质、调整心态，同时不能忽视孕检。虽然高龄孕妈妈的身体条件可能不如普通孕妈妈，但拥有丰富的学识和阅历，良好的经济保证和成熟的心理状态，这些都对怀孕是很有好处的，高龄妈妈不用过于担心，要按时进行检查，听取医生意见，孕期保持积极乐观的良好心态，就能顺利孕育一个健康可爱的宝宝。

二胎妈妈孕前须知

随着国家二孩政策的开放，有不少家庭准备生二胎，为了二宝的顺利孕育，有些不可不知的孕前须知还需要提醒二胎妈妈。养育两个孩子着实是一件辛苦的事情，二胎妈妈要做好充足的心理准备；要为二宝的到来调整自己的身体，做好生理准备；还要制订经济计划，因为二宝的到来会在一定程度上增加家庭支出，物质基础要牢靠；当然还要征求大宝的意见，要与他好好沟通，当这些工作都做好之后，才能顺利迈开二胎第一步。

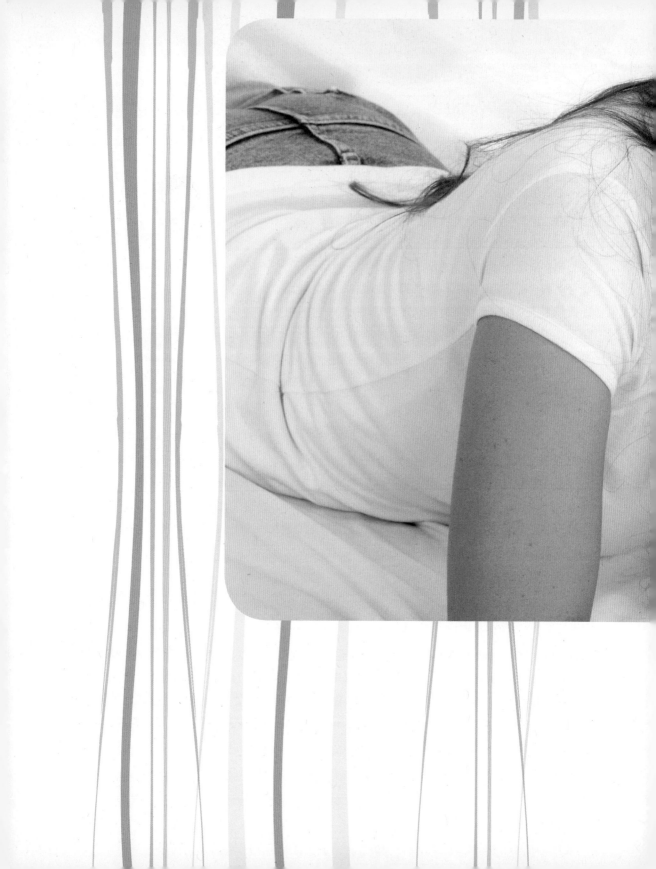

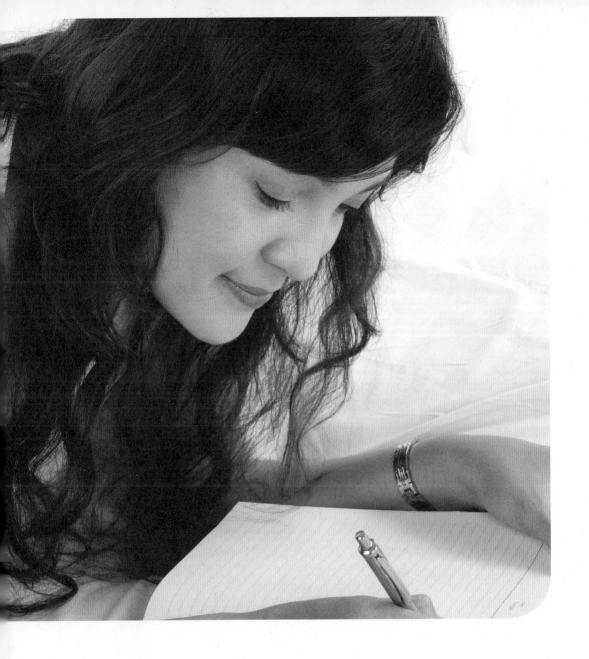

Chapter 1

孕1月（1～4周）：
悄然来临的幸"孕"

No.1　怀孕周记

　　随着"幸孕工作"的完成，尽管孕妈妈可能还没有什么特别的感觉，但胎宝宝已经正式扎根在孕妈妈的体内。准爸妈应开始关注身体状况，以一个良好的开端迎接宝宝的到来。

胎宝宝的发育情况

　　本月，胎儿将以一颗受精卵的形式，通过反复的细胞分裂和移动，最终在妈妈的子宫里"安寨扎营"，成为一个小小的"胚胎"。新生命的形成总是这样神秘而奇妙，虽然我们无法亲眼看见，也感觉不到，但它已然存在。

① 孕 1 周：还没有正式到来

　　胎宝宝实际上并不存在，只是以卵子和精子的"前体"状态，分别存在于孕妈妈和准爸爸的体内。

② 孕 2 周：形成受精卵

　　直到本周周末前后，卵子和精子相遇并结合，形成受精卵，新的生命便诞生了。

③ 孕 3 周：小小的胚胎

　　受精卵反复分裂，并缓慢地向子宫移动，最终在子宫内膜着床，成为"胚胎"状态。

④ 孕 4 周：快速发育的胚胎

　　此时胚胎细胞尚处于非常稚嫩的阶段，且非常小，只有 0.36 ～ 1 毫米长。接下来的几周，胚胎细胞将开始快速地发育和成长，并形成不同的细胞群体，即胚层。不同的胚层将来会发育成不同的组织或器官，最终分化成一个完整的人体。

　　※ 本书按一般惯例，将末次月经的第 1 天作为怀孕的第 1 天，即怀孕第 1 周的开始。每 4 周计 1 个月，这样整个孕程就是 10 个月，即 40 周。

孕妈妈的生理变化

在怀孕的第一个月，很多孕妈妈并不会发现自己其实已经怀孕了，因为这时孕妈妈的身体变化非常小，孕妈妈本身或其他人都很难察觉到。不过，也有一些敏感的孕妈妈在下次月经没来之前就隐约"感觉"到自己怀孕了。

1 孕 1 周：处于月经期

医生根据末次月经的第 1 天来确定怀孕期，所以，在孕第 1 周，孕妈妈实际上还处于月经期。随着月经的结束，子宫内膜重新变厚，准备排卵。

2 孕 2 周：卵子的孕育

在卵巢中开始孕育一个成熟的卵子，本周周末前后将发生排卵。此时，孕妈妈可能会感觉到阴道分泌物开始增多，且无色透明，甚至有轻微的疼痛感。

3 孕 3 周：精子和卵子相遇

如果在排卵期实施"造人计划"，那么精子和卵子将在此期间结合，形成受精卵，这代表着孕妈妈正式怀孕了。

4 孕 4 周：妊娠开始了

孕妈妈可能会出现轻微的流血现象，这是由于受精卵着床后引起的出血。一些敏感的孕妈妈还会感觉疲劳乏力，持续低热，这是妊娠开始的标志。

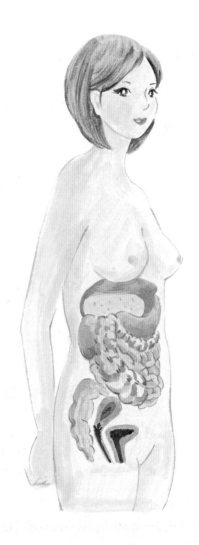

孕妈妈细节备忘

　　怀孕的第一个月，是新生命寄宿在肚子里最重要的时期。孕妈妈要随时关注自己的身体变化，保持健康的生活方式，准备好一个能迎接宝宝的健康身体。

- 事先预测好基础体温，并掌握好排卵日。
- 避免喝酒、抽烟，控制咖啡因的摄入量。
- 均衡饮食，吃好一日三餐，尤其是早餐。
- 多吃一些富含叶酸和优质蛋白质的食物。
- 长时间在办公室工作，一定要抽出时间到户外散散步。
- 如果在工作中感到疲倦不支，可向领导说明情况，在休息室小憩片刻，补充精力。
- 适度运动，但不要进行剧烈运动，也不要做拉伸腹部的运动。
- 若要拍摄 X 光片或服用药物，请与医生商量后再决定。
- 如果此阶段出现一些类似感冒的症状，不要草率吃药，因为这可能是一种妊娠反应。

准爸爸必修课

　　开始了怀孕生涯的妈妈，对于自己的身体变化，可能会感到不知所措。准爸爸要适时安慰孕妈妈，帮助孕妈妈适应怀孕后的角色转变。

- 帮助妻子推算排卵期，以增大受孕概率。
- 和妻子沟通，共同制订一个孕期日程表，罗列每个月要做的事宜。
- 制订一张孕育账单，做好周密的财务计划，不让妻子为钱犯愁。
- 为妻子营造一个安全舒适的居家环境，让她在一个舒适的环境中度过整个孕期。
- 叮嘱孕妈妈少用药、少做剧烈运动、少化浓妆、按时睡觉等。
- 提前戒烟、戒酒、戒药物，规律作息、饮食均衡。

　　一向规律的"大姨妈"突然迟到了，你怀疑自己是否怀孕，这时不妨用早孕试纸自己在家做个初步的验证。如果在家用试纸验出已经怀孕了，最好再去医院做一个正规的检查。

早孕试纸验孕

　　心急的准爸妈可以先在家用早孕试纸验证。在家用早孕试纸验孕，是一种比较简便、经济且能快速得知结果的验孕方式（也可以去医院做尿检）。

　　早孕试纸是利用尿液中所含的HCG（人绒毛膜促性腺激素）含量进行检查。受精卵着床后，滋养层细胞会分泌HCG，进入血液和尿液中。早孕试纸或验孕棒就是利用装置内的单株及多株HCG抗体与尿液中的抗原结合出现一定的反应，从而判断怀孕与否。

　　如果月经推迟1周，就可以使用早孕试纸验孕了，想要结果更准确的话，可以在月经过期10天左右再测。

　　早孕试纸的使用方法：首先打开锡纸密封的包装，用手持住试纸条的上端，注意不要用手触摸试纸条实验区。然后用一个干净清洁的一次性纸杯或者塑料杯取一杯尿液，最好是晨尿。将试纸带有箭头标志的一端浸入尿杯（尿样不允许超过MAX线），约3秒钟后取出，平放5分钟看早孕试纸的变化。

结果 A：反应区只出现一条对照线，表示没有怀孕。

结果 B：出现两条红线，但一深一浅，表示可能怀孕，请隔两天再行测试。

结果 C：出现平行的两条明显的红线，多表示已经怀孕。

结果 D：5分钟内无对照线出现，表示测试无效。

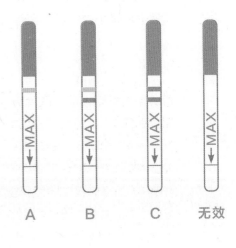

　　由于早孕试纸验孕准确率在85%～95%，所以即使在家用试纸测试已经怀孕了，最好也去医院做正规的验孕检查。

血检验孕更准确

血液检查与尿检的原理相似，都是通过体内 HCG 的变化来判断是否怀孕。血液定量检查 HCG，比早孕试纸更准确，医院通常抽血检测 HCG 来确定是否怀孕。

血 HCG 检查一般是在性生活后 8 ~ 10 天进行，可明确是否怀孕。正常妊娠时，滋养细胞在受精卵着床后数日便开始分泌 HCG。随着孕周增加，血清 HCG 值逐渐升高，在妊娠中晚期，HCG 仅为高峰时的 10%。

孕早期随着妊娠进展，HCG 含量应该逐渐增高。如果孕妈妈体内的 HCG 持续降低，预示着先兆流产或胚胎发育异常。另外，对于多胎妊娠、宫外孕、葡萄胎等导致的异常妊娠等情况，将血 HCG 值结合临床情况及其他检查结果综合分析，往往可以得出正确判断。

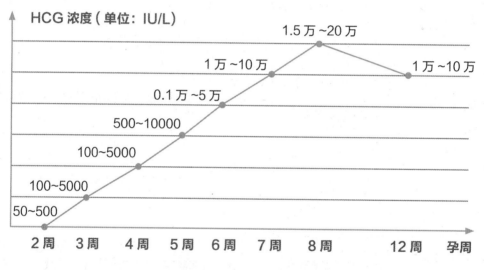

怀孕早期 HCG 的参考值

一般而言，血 HCG 水平会高于同一时间点的尿 HCG 水平，但晨尿 HCG 水平接近于血 HCG 水平。这也是尿检验孕取晨尿更准确的原因。另外，由于 HCG 不受进食影响，所以可以随时检查，不需要空腹。

如果你通过尿检就能确定怀孕，就不用再抽血验孕了。不过，有些女性在孕初期 HCG 值比较低，通过尿 HCG 测定无法准确验孕，此时需要测血 HCG。另外，有过流产史、不易受孕的女性需要做这项检查，特别是如果有阴道出血、腹痛等不适现象的孕妈妈更应该做，以便及时监测胎宝宝的发育情况。

了解孕期产检计划

产检时间	常规检查及保健	备查项目
孕 6 ~ 13^{+6} 周	· 建立妊娠期保健手册 · 确定孕周、推算预产期 · 评估妊娠期高危因素 · 血压、体重指数、胎心率 · 血常规、尿常规、血型、空腹血糖、肝功能和肾功能、乙型肝炎病毒表面抗原、梅毒螺旋体和人类免疫缺陷病毒（HIV）筛查、心电图等	· 丙型肝炎病毒（HCV）筛查 · 地中海贫血和甲状腺功能筛查 · 宫颈细胞学检查 · 宫颈分泌物检测淋球菌、沙眼衣原体和细菌性阴道病的检测 · 妊娠早期 B 型超声检查，妊娠 11 ~ 13^{+6} 周 B 型超声测量胎儿颈项透明层（NT）厚度 · 妊娠 10 ~ 12 周绒毛活检
孕 14 ~ 19^{+6} 周	· 血压、体重、宫底高度、腹围、胎心率 · 唐氏综合征筛查 · 血常规、尿常规	· 羊膜腔穿刺检查胎儿染色体 · 无创 DNA 监测
孕 20 ~ 23^{+6} 周	· 血压、体重、宫底高度、腹围、胎心率 · 血常规、尿常规 · B 超大排畸	· 宫颈评估（B 型超声测量宫颈长度，早产高危者）
孕 24 ~ 27^{+6} 周	· 血压、体重、宫底高度、腹围、胎心率 · 妊娠糖尿病筛查 · 血常规、尿常规	· 抗 D 滴度复查（Rh 阴性者） · 宫颈阴道分泌物胎儿纤维连接蛋白（fFN 检测，早产高危者）
孕 28 ~ 31^{+6} 周	· 血压、体重、宫底高度、腹围、胎心率、胎位 · 产科 B 型超声检查 · 血常规、尿常规	· B 型超声测量宫颈长度或宫颈阴道分泌物胎儿纤维连接蛋白（fFN 检测）
孕 32 ~ 36^{+6} 周	· 血压、体重、宫底高度、腹围、胎心率、胎位 · 血常规、尿常规	· 产科 B 族链球菌(GBS)筛查(35 ~ 37 周) · 肝功能、血清胆汁酸检测（32 ~ 34 周，怀疑妊娠肝内胆汁淤积症的孕妇） · 无刺激胎心监护（NST）检查(34 周开始)
孕 37 ~ 41^{+6} 周	· 血压、体重、宫底高度、腹围、胎心率、胎位、宫颈检查 · 血常规、尿常规 · 无刺激胎心监护（NST）检查（每周 1 次）	· 产科 B 型超声检查 · 评估分娩方式

No.3　饮食营养攻略

怀孕之后，孕妈妈对营养的需求比未孕时大大增加，除了自身需要的营养外，还要源源不断地供给腹内胎儿生长发育所需的一切营养。准爸爸也要担当起营养师的重任，确保孕妈妈补充足够的营养。

需重点补充的营养素

此时，孕妈妈的营养需求与孕前没有太大变化，但毕竟已经开始孕育小宝宝了，应适当增加叶酸、维生素 E、卵磷脂、蛋白质等的补充，以维持自身和胎宝宝的需要。

○　叶酸

孕早期是胎儿器官系统分化、胎盘形成的关键时期，细胞生长、分裂十分旺盛。此时叶酸缺乏可导致胎儿神经管畸形，发生唇裂或腭裂，甚至出现无脑儿、先天性脊柱裂等。

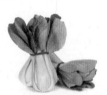

○　蛋白质

孕早期胚胎的生长发育、胎盘的增长、羊水的生产、母体需求量的增大等都需要蛋白质的补充。

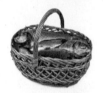

○　卵磷脂

卵磷脂能够促进胎儿大脑神经裂变的增殖速度，加速神经系统的组装连接及各组织器官的生长发育，如果孕妈妈摄取不足，则会影响胎儿的生长发育。

○　维生素 E

维生素 E 具有安胎、保胎、预防习惯性流产的作用，还有利于宝宝肺部的发育。孕妈妈要保证充足的摄入量，以满足胎儿生长发育所需。

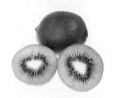

○　铁

胎儿对铁含量需求增加，如果缺铁，不仅影响孕妈妈自身的健康状况，还会影响宝宝的生长。

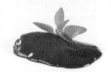

孕 1～4 周饮食细则

孕妈妈对营养的摄入直接影响着胚胎的发育质量。因此，怀孕第 1 个月要结合受孕的生理特点进行合理的饮食安排。

○ 饮食多样化

怀孕期间，孕妈妈需要从饮食中摄取所需的各种营养素，不同的食物所含的营养成分及比例各不相同，因此，孕妈妈每天的饮食要尽量多样化，既相互搭配又富于变化，还要保持营养均衡。

○ 坚持清淡饮食

怀孕后，孕妈妈因激素变化会使胃口改变，有可能常常会喜欢口味较重或者刺激性食物，但过多的盐分摄入会加重肾脏负担，不利于孕妈妈的身体健康。此时的准爸爸在烹饪食物时要多加注意，并采取劝告以及监督的方式，帮助孕妈妈改掉重口味的习惯。

○ 进餐时充分咀嚼

怀孕后，孕妈妈的胃肠、胆囊等消化器官的肌肉的蠕动有所减慢，消化腺的分泌也发生改变，常常会导致消化功能减退，所以在进餐时要细嚼慢咽，充分地咀嚼，使唾液与食物混合，不仅可以刺激消化液的分泌，还能减轻消化负担。

○ 科学食用水果

种类丰富的新鲜水果可以提供多种营养元素以满足孕妈妈的需求，但水果虽然好，也要科学食用。孕妈妈在选择水果种类时，要避免糖分过高的水果，更不要过量食用，否则会为孕期肥胖和妊娠糖尿病埋下隐患。

○ 忌一怀孕就大补

很多孕妈妈，总害怕自己的营养不能满足宝宝的需求，再加上孕吐，就更担心了，所以刚一怀孕就开启大补特补的模式。其实，妈妈担心宝宝的心情可以理解，但这种做法是完全没必要的。现阶段的宝宝还很小，孕妈妈正常饮食就能保证他的正常发育，即使有孕吐，孕妈妈的身体也会先把营养输送给宝宝，孕期大补只会增加孕妈妈的体重。

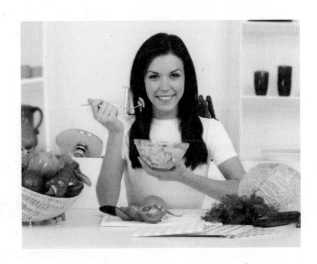

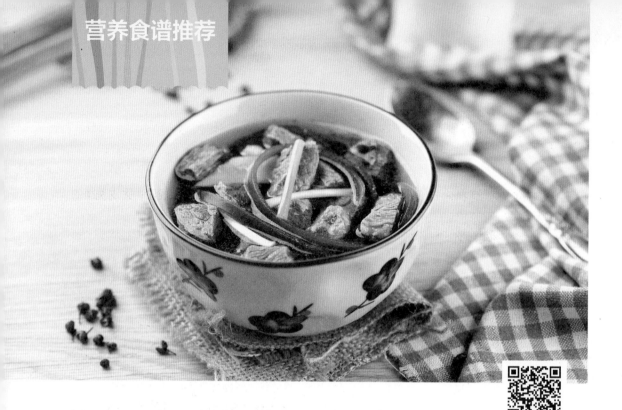

海带牛肉汤

扫扫二维码
同步学做菜

原料 - - - - - - - - - - - - - - - - -

牛肉150克，水发海带丝100克，姜片、葱段各少许

调料 - - - - - - - - - - - - - - - - -

鸡粉2克，胡椒粉1克，生抽4毫升，料酒6毫升

做法 -

1　将洗净的牛肉切条形，再切丁，备用。

2　锅中注入适量清水烧开，倒入牛肉丁，搅匀，淋入少许料酒，拌匀，汆去血水。

3　捞出牛肉，沥干水分，待用。

4　高压锅中注入适量清水烧热，倒入汆过水的牛肉丁，撒上备好的姜片、葱段，淋入少许料酒。

5　盖好盖，拧紧，用中火煮约30分钟，至食材熟透。

6　拧开盖子，倒入洗净的海带丝，转大火略煮一会儿。

7　加入少许生抽、鸡粉，撒上适量胡椒粉，拌匀调味，关火后盛出即可。

芦笋鸡柳

原料

芦笋160克，鸡胸肉70克，胡萝卜50克，姜片、蒜末、葱白各少许

调料

盐6克，鸡粉3克，水淀粉7毫升，料酒4毫升，食用油适量

做法

1. 将洗净的芦笋去皮，切成段；去皮洗净的胡萝卜切成厚片，改切成条。
2. 鸡胸肉切条，装入碗中，放入少许盐、鸡粉、水淀粉、食用油，拌匀，腌渍入味。
3. 锅中注水烧开，放入适量盐、食用油，倒入芦笋、胡萝卜拌匀，煮好捞出备用。
4. 锅中注油烧热，下入少许姜片、蒜末、葱白，倒入腌渍好的鸡肉，炒至转色。
5. 下入芦笋、胡萝卜，翻炒片刻，淋入适量料酒，加入盐、鸡粉，炒匀调味。
6. 倒入适量水淀粉，快速翻炒至入味，关火后盛出即可。

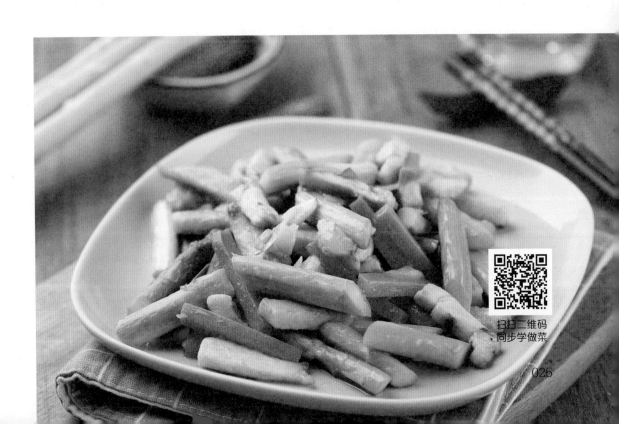

扫扫二维码
同步学做菜

No.4　日常起居指南

怀孕初期胎儿还不稳定，孕妈妈在生活中应处处小心。孕妈妈的日常起居需要留心的地方有很多，准爸爸要不时提醒孕妈妈注意哪些事项，减少孕妈妈的担忧，让她保持身心放松的状态。

准确把握排卵期

一般而言，大部分女性在下次来月经前2周左右（12～16天）排卵。为了更准确，可以通过基础体温测量的方式来测试排卵期。排卵一般发生在基础体温上升前由低到高上升的过程中，排卵后基础体温升高则表明排卵已经发生。此外，还可以观察宫颈黏液。接近排卵期的黏液如鸡蛋清状，拉丝度高，不易拉断，出现这种黏液的最后一天±48小时之间是排卵日。因此，在出现阴部的湿润感时即为"易孕期"，计划受孕应选择在排卵期前的"湿润期"。

及早察觉早孕信号

对大部分孕妈妈而言，怀孕后身体会出现一些怀孕的征兆，只要留心观察，就可以大概判断是否怀孕。

○　停经

如果平时月经规律，但这次迟迟没来，很有可能是怀孕了。

○　感觉疲劳，情绪不稳定

觉得最近恹恹的，对什么都提不起兴趣，常常疲惫无力，很难控制情绪，这有可能是妊娠初期激素改变的影响。

○　尿频

最近喝水跟平时差不多，但时不时跑厕所，这有可能是怀孕后身体分泌的激素对膀胱产生刺激导致的。

○　恶心呕吐

对某种气味敏感并伴有恶心、呕吐的症状，这可能是人绒毛膜促性腺激素的升高导致的，也是怀孕的症状表现之一。

学会推算预产期

预产期月份推算：末次月经月份 − 3（+9），如果末次月经月份在 3 月份以后，那么 − 3，得到次年的月份；如果在 3 月份以前，那么 +9，得到当年的月份。预产期日期推算：末次月经日期 +7，如果所得数字大于 30，应该减 30 之后得到的日期才是，月份需要相应 +1。

举例

小花末次月经是 2017 年 4 月 27 日，那么按照上面的推算公式：4 − 3=1，预产期月份为来年的 1 月；27+7=34，由于所得结果大于 30，那预产期月份应为 2 月，另外，34 − 30=4，预产期日期为 4 日。

综上所述，小花的预产期为 2018 年 2 月 4 日。

千万不要随意用药

孕期孕妈妈服用药物时，某些药物会通过胎盘直接影响胎儿，也可以通过母体发生变化而间接影响胎儿。因此，孕期用药的合理性，不仅关系到母体的生命安全，还对胎儿的正常发育和健康成长有着十分重要的意义。

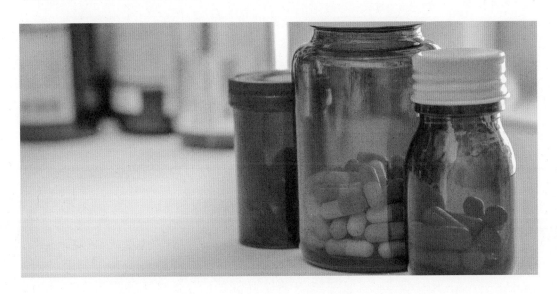

受精后 3 ~ 8 周，称为致畸敏感期，是胚胎各器官分化形成时期，极易受药物等外界因素影响而导致胎儿畸形，此时期不必用药时果断不用，包括一般保健品、滋补药。如必须用药，一定要在医生指导下谨慎安全用药。目前，评价药物对孕妇和胎儿的危害程度时，主要依据的是美国食品和药品管理局 (FDA) 颁布的标准，将药品按照安全性分级，如下表：

分级	特点	备注
A 级	经临床对照观察，未见对胎儿有损害，是较安全的一类。	A、B 级药物属于对胎儿和孕妇没有或几乎没有危害的药物，孕期一般可安全使用，如多种维生素类和钙制剂，以及一些抗生素，如青霉素族、头孢类等。
B 级	动物实验中未见对胎畜有损害，但尚缺乏临床对照观察资料；或动物实验中观察到对胎畜有损害，但临床对照观察研究未能证实。	
C 级	动物实验和临床对照观察资料皆无；或对动物胎畜有损害，但缺乏临床对照观察资料。这类药物的选用较为困难，而妊娠期很多常用药物都属于此类。	C、D 级药物对胎儿有危害（致畸或流产），但对孕妇有益，须权衡利弊后慎用，如一些抗生素、激素类药物。
D 级	已有一定临床资料说明药物对胎儿有损害，但临床非常需要，又缺乏替代药物，此时可权衡其危害性和临床适应证的严重程度做出决定。	
X 级	动物实验结果和临床资料说明对胎儿危害性大，一般已超出治疗应用所取得的有利效益，属于妊娠期禁用的药物。	这类药物对胎儿有严重危害，例如抗癌药物、性激素（雌激素、合成孕激素）等。

避免进行 X 光放射检查

X 射线是一种波长很短穿透力很强的电磁波，医学上常利用其穿透作用对人体内部进行透视或者摄影，例如 X 光透视、造影、CT 等。如果孕妈妈要进行 X 光检查，虽然医生会对其腹部进行遮盖，但不能完全避免辐射，尤其是孕初期的孕妈妈。

此阶段是胎儿重要器官形成的关键期，X 光照射容易导致胎儿未发育定型的组织产生突变，从而出现先天畸形或其他障碍。所以怀孕期间，尤其是在孕初期的时候，孕妈妈应该避免进行 X 光放射检查，如果必须要进行，应尽量以胸部 X 射线检查为主，不要进行下腹部放射影像检查，以免对胎儿造成难以挽回的伤害。

远离容易致畸的环境和物质

每对父母都想要孕育一个健康、可爱的宝宝，但这种美好的期盼并不能避免畸形儿的出生，这主要是因为致畸环境和物质导致的恶果，孕妈妈要与它们保持距离，不让宝宝受到伤害。

○ 经常接触化学毒物，例如铅、汞、镉等重金属，就容易导致胎儿畸形。所以，如果孕妈妈在化工厂工作，或者经常化浓妆，就很有可能生下畸形儿。

○ 如果孕妈妈长期生活在有毒气体充斥的环境中，例如环境污染、室内装修等，那么胎儿在发育的过程中就会遭受有毒污染的伤害，而产生畸形。孕妈妈不适宜入住刚装修完的新房，同时还要注意，尽量不在空气质量较差的时间段外出。

○ 怀孕期间感染病毒会增加胎儿畸形的风险，其中包括风疹病毒、巨细胞病毒等。建议孕妈妈在孕前接受致畸病毒检查，以保证胎儿的健康。

○ 某些药物会导致胎儿畸形，例如抗生素（四环霉素）、抗癌药物等。孕妈妈在孕期尽量不服药，如果服药一定要谨遵医嘱。

吸烟喝酒也会导致畸形儿的发生，孕妈妈首先要保证自己不吸烟喝酒，还要注意避免二手烟的危害。

出现腹痛、腹胀要倍加小心

每个孕妈妈的体质都不同，孕早期的表现症状也不同，有些表现为尿频、呕吐，有的则会出现腹痛、腹胀。如果腹痛、腹胀是偶尔发生、轻微、持续时间短并且没有其他伴随症状，这说明是生理现象，孕妈妈不必过于紧张，但如果腹痛、腹胀症状明显，有规律或持续性出现，甚至还有发热、阴道流血、宫缩感、恶心、呕吐等症状出现时，就要提高警惕，必要时要及时就医。

因为孕初期，孕妈妈的各项体征都不太平稳，胎儿在子宫内也没有十分稳固，很容易出现先兆流产、宫外孕、子宫肌瘤等一系列疾病。为了自身和胎儿的健康，孕妈妈要十分留意身体变化，并注意多休息。如果情况危急，要积极配合医生并听取相关建议，不要盲目保胎。

洗澡需要有所注意了

勤洗澡可使孕妈妈保持身体清洁，减少疾病的发生，还能促进血液循环，消除疲劳。但是孕妈妈身体不便，洗澡时要特别注意安全。一般来说，洗澡应该注意以下几点：

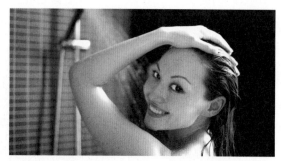

○　水温一般以38℃为宜。如果水温过高，妈妈的体温会随之出现暂时性的升高，羊水温度变高，子宫内恒温、恒压的状态被改变，有害于胎儿的发育，严重的还会引起子宫收缩，导致流产；反之，水温过低，也不利于孕妇的血液循环和胎儿的健康成长。

○　女性在妊娠期间，由于激素水平的变化，使得阴道抵抗外界病菌的能力下降，如果孕妈妈在洗澡时采取坐浴的方式，那么浴缸中的脏水极有可能流进阴道，容易使子宫或外阴发生感染。

○　孕妈妈洗澡时宜穿上凉拖鞋，因为光着脚容易滑倒，浴室也可以垫上防滑垫，防止孕妈妈发生意外。洗澡时还要注意浴室通风换气，以免产生头晕、恶心等不适现象。

别做剧烈运动

怀孕的前几周，胚胎还在形成中，不适合做剧烈运动。孕妈妈可以做一些较为和缓的运动，如散步、简易瑜伽体式等，来帮助缓解疲劳和身体的不适，使宝宝在发育的初期能够健康地成长，并保证胎儿的稳定性。

简易瑜伽动作

此动作可以强健孕妈妈骨盆区域和下背部的肌肉，有助于改善泌尿系统和子宫的功能障碍，缓解孕早期出现的尿频情况。

动作要领：取坐姿，双脚脚心相对，双膝向外展开。双手握住脚踝，将双脚尽量拉向腹股沟，伸展大腿内侧及腹股沟。停留 10 分钟后收回双腿。

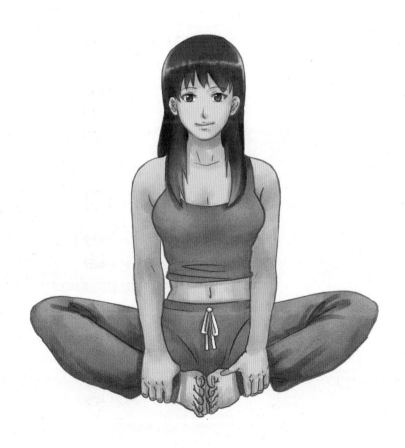

仰卧束角式瑜伽

大部分孕妈妈在孕1月没有任何感觉，但还是有一些敏感的孕妈妈会出现疲劳、嗜睡、体温升高或乳房胀痛等现象。常做此动作可以有效缓解这些不适症状。

1 双脚脚心相对，双膝自然向两侧打开，用毛毯将双脚缠绕。

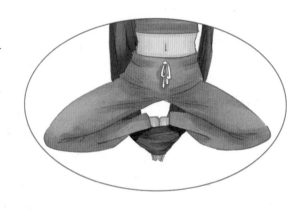

2 备好抱枕和瑜伽砖，缓慢向后仰卧在抱枕上，双手自然向两侧打开放松，停留 5 ~ 10 分钟。

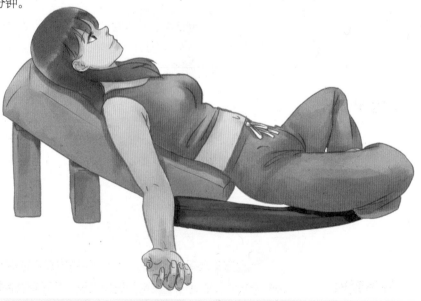

此动作需要瑜伽砖和抱枕的辅助，可以让骨盆区和膈膜得到很好的伸展。另外需注意，所有的孕妇瑜伽动作均需在专业人员的指导和帮助下完成。

No.5　胎教方案

营造一个良好的胎教环境，可以激发出胎宝宝的全部潜能。本月的胎教重点，是使孕妈妈精神和心情愉快，身体健康，这样可对胎儿产生微妙的良性影响。

做好孕前准备

孕妈妈进行胎教的第一步，必须是对胎儿拥有一种深厚的感情，要满怀期待与喜悦，同时对胎儿的健康成长寄予期望，这种期望及相应的行为会对胎儿产生良好的刺激。此外，宝宝的诞生从精子与卵子的结合开始，因此必须重视并努力创造一个优良的子宫内环境，以适应新生命生长的需要。在计划怀孕前的几个月，就应做好身体准备。

写胎教日记

新生命的孕育过程，十月怀胎的酸甜苦辣，准爸妈孕育新生命的喜、怒、哀、乐，孕妈妈的衣、食、住、行，甚至偶尔有的不适都可以作为胎教日记的内容。胎教日记可以简单地记录感受，也可以较具体地记录，可以每天进行，也可以隔两天记一次。

在写日记时，孕妈妈应该从心里跟胎宝宝进行对话，还可以不定期地让准爸爸给孕妈妈拍些照片，贴在日记里。在宝宝出生后，爸爸妈妈可以把这本日记当作礼物送给宝宝，一定会比千言万语更能传达自己心中深厚的爱意。

保持轻松愉悦的情绪

胎宝宝不是毫无知觉的，尤其是孕妈妈的情绪剧烈变化时，会冲击到胎宝宝。因此为了宝宝的健康生长，孕妈妈要保持轻松愉悦的心态。当有不良情绪产生时，要及时疏导，可以通过向家人倾诉，转移注意力，吃些让人心情变好的食物等方法来重获好心情。

No.6　"孕"事答疑

有很多孕妈妈是第一次要宝宝，没有孕育经验，欣喜之余难免会有困惑。以下介绍孕早期常见的烦恼与困惑，希望给孕妈妈们一些指导和帮助。

我觉得自己怀孕了，怎样才能确定呢？

验尿或验血。验尿是最常见的方法，在家里用早孕试纸或验孕棒就可以进行。你也可以把尿样拿给医生或妇幼保健站，让他们来化验。通常，怀孕2周以上，就可以通过验血检查出是否怀孕。

不知道怀孕吃了药怎么办？

妊娠期孕妇体内酶有一定的改变，对某些药物的代谢过程会有一定的影响。药物不易解毒和排泄，有蓄积性中毒的危险。在孕早期胎儿器官形成时，药物对胎儿有一定的影响，故最好不吃药。如果孕妈妈不知道自己怀孕了而服药也不必过于担心。因为怀孕初期，药物对胚胎的影响是"全或无"。即要么没有影响，要么有影响导致流产，一般不会导致胎儿畸形。

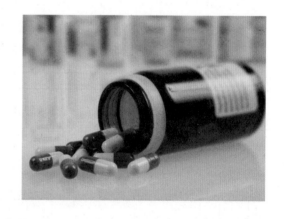

不知道怀孕喝了酒对胎儿有害吗？

一般来说，妊娠期经常或过量饮酒对胎儿是不好的，但少量饮酒也不会对胎儿造成很大影响。尽管如此，无论是计划怀孕的你，还是刚刚发现怀孕了，戒酒都是明智的选择。

怀孕后出现少量出血怎么办？

受精卵在着床的时候会导致有的孕妈妈出现少量出血的情况，一般这种出血呈褐色，属于正常现象，孕妈妈不必过于担心，只要注意多休息就行。但如果出血颜色鲜红，甚至还伴随腹痛，很有可能是宫外孕、先兆流产等异常妊娠的表现，需要尽快就医诊断。

确诊怀孕但月经期又见红是怎么回事儿？

不能否认，有的女性会出现确诊怀孕，但在正常月经期间又见红的情况，此种情况不要慌张。如果流血很快止住，并且血量不多，这是正常情况。其实大约有 20％的女性会出现此种情况，绝大多数胎儿是正常的，如果出血多或者出现腹痛症状，要及时就医。

叶酸一定要天天吃吗？

叶酸是一种可以溶解在水中的维生素，参与人体的基因、蛋白、氨基酸的合成代谢过程，可以减少胎儿在神经管方面的缺陷。通常叶酸的服用时间从计划怀孕的前三个月开始，直至孕后 3 个月，每天服用 400 微克，特殊情况需遵医嘱服用。如果叶酸缺乏会造成胎儿发育迟缓、无脑儿、脊柱裂等，孕妈妈也可能出现胎盘早剥、巨幼细胞性贫血等，可见叶酸补充不容忽视。

孕前没有吃叶酸，孕后需要加大补充剂量吗？

我们强调在孕前补充叶酸，主要是为了让孕妈妈体内的叶酸维持在一定的水平，以保证胚胎早期就有一个良好的叶酸营养状态。如果孕前没有注意补充叶酸，首先要判断自己之前的饮食是否摄入了足够的新鲜蔬菜和水果以及富含蛋白质、钙、铁、锌的食物；其次，要坚持产检，尤其是一些必要的排畸检查，只要产检时胎儿健康就没问题；另外，不要因为之前没有补充叶酸，孕期就过量补充。过量补充叶酸容易造成锌缺乏，使胎儿发育迟缓，增加低体重儿的出生概率。

发现怀孕了，可以买保健品吃吗？

一般情况下，在怀孕初期，除了叶酸外，没有必要特别补充营养，保持正常、均衡的饮食即可。现在生活条件普遍较好，只要孕妈妈做到不挑食、不偏食，营养就是足够的，没必要额外补充。但如果经检查存在营养不良或缺乏某种营养素等情况，应遵医嘱补充。

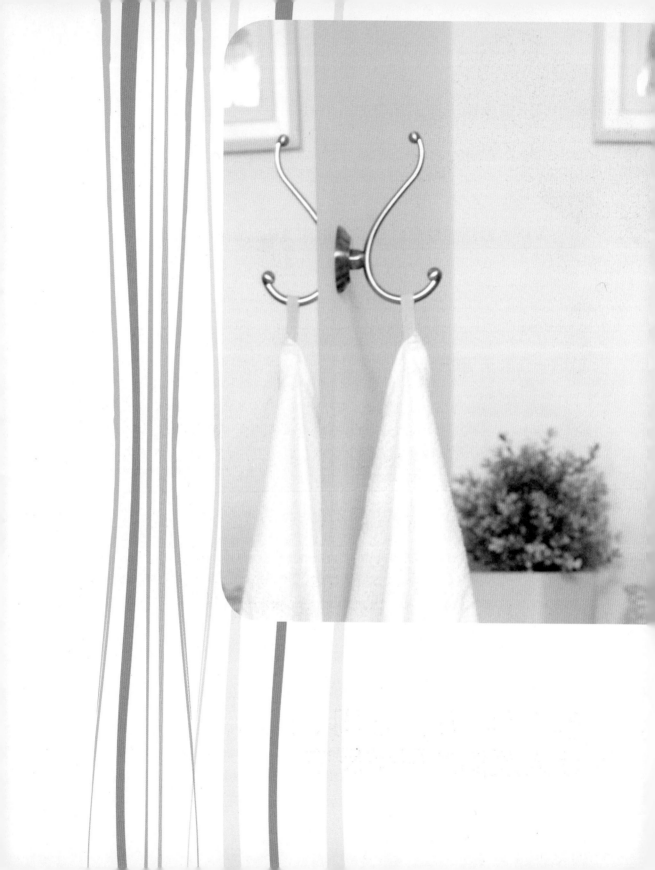

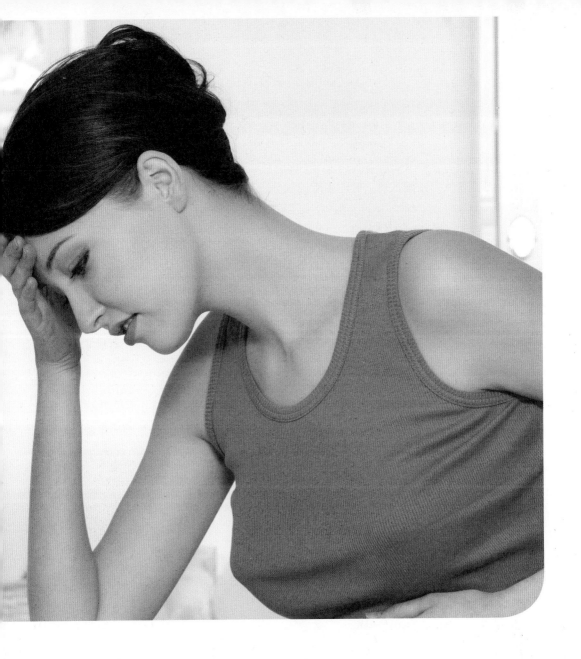

Chapter 2

孕2月（5～8周）：
让人烦恼的早孕反应

本月，孕妈妈的身体可能会出现一些早孕反应，如疲劳、情绪不稳、口味改变等。宝宝也开始渐渐长大并快速发育。此时宝宝的状况还不稳定，孕妈妈应避免提重物、穿高跟鞋等行为。

胎宝宝的发育情况

这个时候的宝宝依然是个小小的"胚胎"，看起来就像个"小海马"。慢慢地，"小海马"的尾巴逐渐变短，宝宝的头、身体和四肢也能大致区分了。孕2月是胎儿一些重要器官形成的关键期，孕妈妈一定要格外留心致畸因素的影响。

① 孕5周：像颗苹果籽

胚胎长约0.6厘米，大小像苹果籽一样。胚胎细胞发育特别快，主要的器官如肾脏和肝脏已经开始生长，连接脑和脊髓的神经管开始工作。本周末宝宝的心脏也开始有规律地跳动和供血了。

② 孕6周：重要器官发育中

肝、肾、肺等重要器官继续发育，能够看到嘴和下巴的雏形。脐带、羊膜囊（内含羊水）也开始慢慢形成。

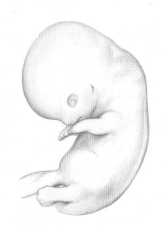

③ 孕7周：形成胎盘

小胚胎长约0.8厘米，形成了2毫米左右的胎盘。宝宝神经系统和循环系统的基本组织开始分化，80%的脑和脊髓的神经细胞开始形成。

④ 孕8周：初具"人形"了

小胚胎开始长出肢体的幼芽，眼睑开始出现褶皱，鼻子部位也渐渐挺起，牙和颚开始发育，耳朵也在成形，手指和脚趾间可见少量蹼状物。胎宝宝看起来初具"人形"了。

孕妈妈的生理变化

月经推迟了，总觉得恶心想吐、疲倦乏力，时不时地觉得心情烦闷……随着胚胎的发育，许多孕妈妈的身心也有了转变。对于这种转变，或许你会感到困惑，但这一切都是为了孕育宝宝而产生的。所以，请放宽心，跟着自己的步调，好好与自己的身体相处吧！

① 孕 5 周：月经迟迟未来

一向准时的月经推迟了，很多孕妈妈直到这时可能才意识到自己应该是怀孕了。为了证实自己的感觉，不妨去药店购买早孕试纸或验孕棒测试一下吧。从现在开始，你需要戒掉一切不利于胎儿健康的嗜好。

② 孕 6 周：出现"害喜"症状

由于激素的作用，孕妈妈可能会感觉到乳房增大、变软、胀痛，乳头突出明显，乳晕颜色加深。早孕反应开始出现了，很多孕妈妈在早晨起床后会感觉到恶心、想吐。

③ 孕 7 周：早孕反应愈发明显

早孕反应越来越明显，可能还会时常感觉到困倦、尿意频繁，甚至浑身乏力、情绪多变。大部分时候会食欲不振，但偶尔也会突然非常想吃某种食物。

④ 孕 8 周：子宫增大了

外表看不出有多大变化，不过子宫增大了。子宫成长时，部分孕妈妈腹部会出现痉挛，导致腹痛。乳房持续保持发胀状态，乳头、乳晕变黑且敏感。

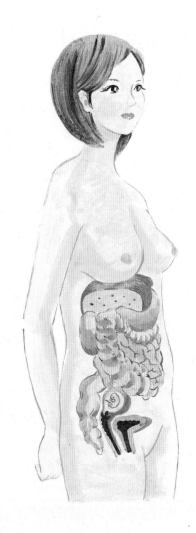

孕妈妈细节备忘

本月的两个重要任务，一是确定是否怀孕，二是注意预防流产。同时，本月是宝宝器官形成与发展的重要时期，孕妈妈需多加注意营养的均衡。

- 经期推迟 2 周后可去医院做早孕检查。
- 注意营养均衡，继续摄取叶酸，有意识地减盐、清淡饮食。
- 孕吐严重的孕妈妈，可随身携带一些苏打饼干、面包片等食品，缓解孕吐。
- 不要烫染头发，不穿高跟鞋，注意下半身的保暖。
- 努力保持良好的精神状态，每天保证充足的睡眠。
- 感觉紧张或情绪焦虑时，可以听些舒缓柔和的音乐或进行瑜伽冥想、呼吸。
- 此时胎儿的状态还不稳定，容易流产，应注意避免性生活和剧烈活动。

准爸爸必修课

刚当上爸爸的你，肯定也有一段困惑期。但宝宝即将到来的喜悦心情，一定要完整地传递给孕妈妈知道哦！感受到准爸爸的喜悦，想必孕妈妈也会感到更幸福。

- 安慰有妊娠反应的孕妈妈，设法转移她对孕吐的注意力，让她保持心情舒畅。
- 主动分担家务，安排好妻子的生活起居。
- 包容妻子的不良情绪，经常打电话关心孕妈妈的情绪，多想一些可以让孕妈妈感到开心的法子，让孕妈妈感觉到自己被关心和照顾。
- 给妻子准备一些她爱吃的食物，平时也要多准备一些新鲜的水果和美味点心，方便孕妈妈随时取用。学做可口的饭菜给她吃。
- 为妻子准备一些舒缓的音乐。
- 和孕妈妈一起学习孕期及分娩知识，引导孕妈妈爱护腹中胎儿。

No.2　产检安排

如有宫外孕史或有出血、腹痛等状况，需进行超声波检查，查看孕囊的位置，确认是否宫外孕等。高龄妈妈或有流产史者还需进行 B 型超声波检查，听胎心。

B 超确定胎囊位置

孕 5～8 周时，通过 B 型超声波检查能大致看到胎囊在子宫内的位置及大小、胎心和胚芽。计算出胎囊大小，并根据胎儿头至臀部的长度值，可以推算出怀孕周数及预产期。

同时，B 超检查还可以看到胚胎数目，确定是否孕育了双胞胎或多胞胎；可以监测有无胎心搏动及卵黄囊，是宫内妊娠还是宫外妊娠，是否有先兆流产或胎儿停止发育等情况，及时排除异常妊娠。高龄或有过流产史的孕妈妈在孕早期尤其需要做此项检查，以判断胎儿的发育情况。

本月 B 超要憋尿

本月做 B 超需要憋尿。因为在此时，子宫尚小，肠管的蠕动及其内容物可干扰子宫及其附件的影像，致使显示不清。当膀胱充盈时，将肠管推向上方，超声波才能通过膀胱形成的良好"透声窗"，观察到膀胱后的子宫、附件及胚胎等。所以，此时的孕妈妈在做 B 超检查前，需要多喝几杯水，使膀胱充盈起来，以便更好地看清子宫内的情形。此外，孕妈妈最好穿着宽松、易脱的衣服，能节省检查时间，并以轻松的心态配合医生，以免过于紧张影响检查结果的准确性。

一般来说，B 超检查对胎儿是安全的。但是，也不能因为担心而反复做 B 超。B 超是超声传像，不同于电离辐射和电磁辐射，对人体没什么伤害，但也不是绝对安全。如果没有必要，最好不要在怀孕极早期就做 B 超检查。如果必须要做，比如要明确是否宫外孕或葡萄胎，是否双胎或多胎，应听从医生的建议。整个孕期不可以随意做 B 超检查而没有时间和次数的限制。孕期到底需要做多少次 B 超检查要依据具体情况而定，正常情况下，孕妈妈在怀孕期间要做 5 次 B 超检查。

No.3　饮食营养攻略

孕妈妈怀孕的感觉越来越明显，有些孕妈妈会开始出现早孕反应，并感到很疲劳。在这一阶段既要避免因呕吐、恶心等妊娠反应造成的食欲不振、营养不良，又要合理饮食，满足孕妈妈和宝宝的双重需要。

需重点补充的营养素

怀孕的第 2 个月是胎儿器官形成的关键时期，孕妈妈需要重点补充锌、碘、碳水化合物、B族维生素等营养素，以满足宝宝的生长发育。

○ 碳水化合物

怀孕后，孕妈妈新陈代谢增加快，脑力活动、心肌收缩力，以及胎儿发育都需要能量供应。孕早期每天摄入的碳水化合物不少于 150 克才能满足胎儿和孕妈妈的需求。

○ 维生素 B_6

孕 2 月的孕妈妈如果缺乏维生素 B_6，会加重早孕反应，使妊娠呕吐加剧。

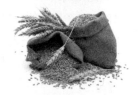

○ 锌

锌有改善味觉的作用，补锌能增进孕妈妈的食欲，进而增加营养摄入。这个月还是胎儿大脑和神经系统快速发育的时期，如果缺锌会对胎儿的生长发育有不利影响。

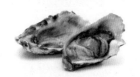

○ 铁

孕妈妈在孕早期容易产生生理性贫血，加上妊娠反应影响了相关营养元素的吸收。孕妈妈适量地进食补血食物，如动物的血和肝脏、新鲜的蔬果、黑木耳等可改善贫血。

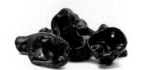

○ 碘

碘是胎儿发育过程，尤其是脑发育过程中的重要营养素，这个时期缺碘不仅会导致胎儿脑损伤，严重时还会威胁孕妈妈和胎儿的安全。此时可以适当吃些海带、紫菜等食物。

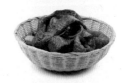

孕5～8周饮食细则

由于孕早期易流产，所以这个阶段的孕妈妈应该特别注意作息和饮食。家人可每天为孕妈妈准备好新鲜水果和点心，方便她想吃的时候随时取用，饭菜也要适合孕妈妈的口味。

○ **少吃多餐，避免油腻食物**

很多孕妈妈此时会有不同程度的恶心、呕吐、厌食等症状。但怀孕之后，孕妈妈需要的能量比平时还要多些，所以饮食上宜采取少量多餐的原则，三餐适当少吃点，在两餐之间可以吃些喜欢的小点心、水果等食品。此外，孕妈妈要少吃油腻食物，尤其是油炸食品，不仅难以消化吸收，还会对胎儿的脑部形成损伤。

○ **多吃些新鲜蔬菜、水果**

深色绿叶蔬菜能够提供叶酸和维生素B，柑橘类水果能够提供丰富的维生素C，利于胎儿骨骼、血管等的生长，同时对其神经系统的发育有着重要的作用。胡萝卜、红薯、杏仁中含有的胡萝卜素有助于胎儿视力和各种组织的发育。如果孕妈妈不爱吃硬质蔬果可以榨汁食用。

○ **正确选择酸味食物**

孕妈妈应该选择营养丰富且无害的天然酸性食物，比如杨梅、橘子、葡萄、西红柿等，这些食物既能满足孕妈妈的口味需求，又能补充多种营养素。而酸菜、泡菜等酸性食物中含有亚硝基化合物，这种物质可以通过胎盘诱发胎儿畸形，并且具有致癌性。喜爱酸食的孕妈妈也不要吃山楂，因为山楂可以刺激子宫收缩，容易引起流产。

○ **常备一些苏打饼干**

如果孕妈妈的孕吐情况时常发生，不妨准备一些苏打饼干，苏打饼干是碱性，能中和胃酸，有助于减轻孕吐反应。如果在清晨起床就感觉恶心甚至呕吐，此时就可以先吃几块苏打饼干，会让孕妈妈感觉好一些。

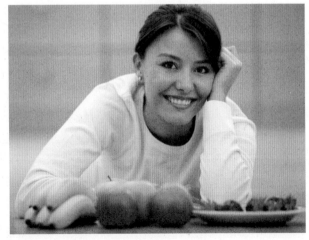

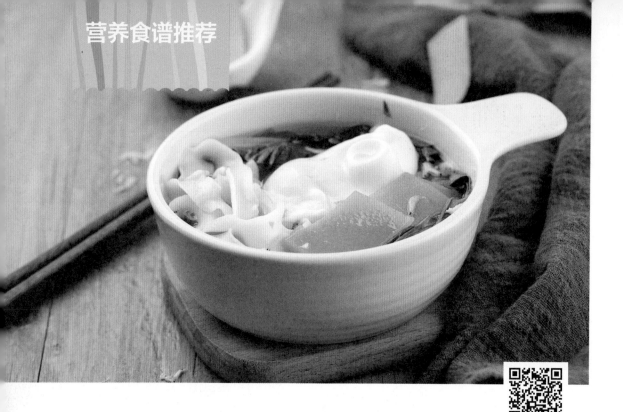

南瓜鸡蛋面

扫扫二维码
同步学做菜

原料

切面300克，鸡蛋1个，
紫菜10克，海米15克，
小白菜25克，南瓜70克

调料

盐、鸡粉各2克

做法

1 将洗净去皮的南瓜切开，再切成薄片，备用。

2 锅中注入适量清水烧开，倒入海米、紫菜，放入南瓜片，用大火煮至断生。

3 放入面条，拌匀，再煮至沸腾，加入适量盐、鸡粉。

4 放入洗净的小白菜，拌匀，煮至变软。

5 捞出食材，放入汤碗中，待用。

6 将锅中留下的面汤煮沸，打入鸡蛋，用中小火煮至成形。

7 关火后盛出煮好的荷包蛋。摆放在碗中即可。

奶味软饼

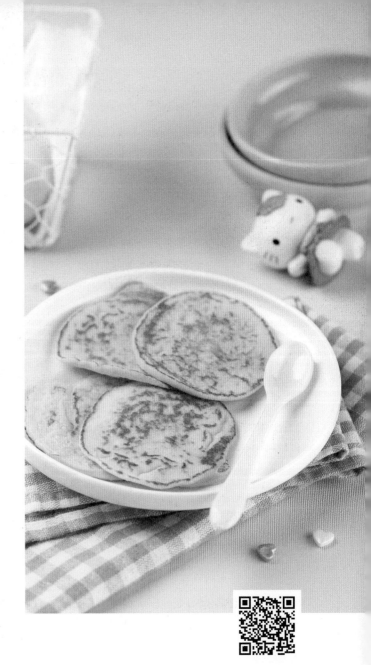

原料 -

鸡蛋1个，牛奶150毫升，面粉100克，黄豆粉80克

调料 -

盐少许，食用油适量

做法 -

1 锅中注水烧热，倒入适量牛奶，加入适量盐，倒入黄豆粉，充分搅拌匀，直至成为糊状。

2 打入鸡蛋，搅散，制成鸡蛋糊；关火，盛出鸡蛋糊，装入碗中待用。

3 将面粉倒入大碗中，放入鸡蛋糊，搅拌匀，制成面糊，注入适量清水，搅拌均匀，静置待用。

4 平底锅烧热，注入适量食用油。

5 取少许面糊，放入平底锅中，用木铲压平，煎片刻。

6 再倒入剩余的面糊，压平，制成饼状。

7 翻动面饼，转动平底锅，煎香。

8 将面饼翻面，煎至两面熟透，关火后盛出即可。

扫扫二维码
同步学做菜

No.4　日常起居指南

此时的胎宝宝已经在孕妈妈的肚子里"安营扎寨"，只是还没有完全"安顿"下来。孕妈妈已经开始感受到胎宝宝的存在，身体也在努力适应怀孕状态，所以日常起居上的细节需要特别关注。

跟领导说明，减轻工作量

孕妈妈边工作边孕育宝宝并不是一件容易的事情，要想让自己在事业和家庭之间游刃有余，孕妈妈可以试试以下做法。

○　孕妈妈可以向领导说明情况，并向所在部门提出申请，减少工作量或换一个轻松的岗位。

○　让同事知道自己怀孕可以得到适当的保护和帮助。有些喜欢抽烟的同事在办公室抽烟时，孕妈妈也能出言提醒。

○　每隔一段时间就起身走走，同时，孕妈妈要尽量减少面对电脑的时间。

充分休息，避免疲劳

大部分的孕妈妈都会出现懒散、浑身无力的疲惫感，但怀孕产生的一系列变化却会影响孕妈妈的睡眠质量，为了让孕妈妈保持充沛的精力，还需要从以下几方面做出调整。

○　每天在固定时间上床睡觉可能有些困难，但孕妈妈仍要养成良好的睡眠习惯，早睡早起，不熬夜，以保持充分休息。

○　如果白天感到疲惫，那么孕妈妈不妨在中午睡个舒舒服服的午觉，一般30～60分钟左右为宜，能够让孕妈妈更清醒，记忆力更好，还能减轻疲劳的症状。

拒绝性生活

怀孕早期，受精卵刚刚进入子宫着床不久，胎盘还没有发育完善，胎儿与胎盘的连接还不十分强韧，如果此时行房，容易导致流产。此外，当女性处于性高潮时，会有强烈的子宫收缩，这样会加大流产的概率。而且，孕早期孕妈妈正处于激素变化的时期，身体免疫力有所下降，如果此时性交，会加大阴道感染率，从而影响孕妈妈和胎宝宝的健康。

此时，准爸爸要懂得克制自己的欲望，不要与孕妈妈行房。当有需要的时候，夫妻双方可以通过性交以外的方式来满足，如可以通过互相抚摸、搂抱、亲吻的方式实现彼此的满足。

多到户外散步，多晒太阳

在孕早期，孕妈妈的运动强度不宜太大，散步是最为适合的运动方式了。这项运动简单安全，而且还有很多好处。

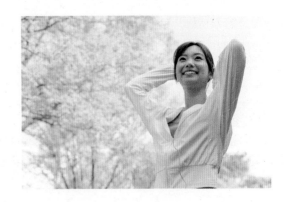

○　散步既可以让孕妈妈保持头脑清醒，缓解因怀孕引起的困倦和精神不振等现象，还能锻炼身体，增强体质，减少疾病的发生。

○　散步可以使孕妈妈呼吸新鲜空气，增强神经系统和心肺功能，促进血液循环，并增强肌肉活力，为日后正常分娩打好基础。

○　在户外边散步边接受阳光的照耀，多晒太阳可以帮助孕妈妈在体内合成更多的维生素 D 以满足胎儿的需求，尤其能促进胎儿的心脏、肺、消化器官的发育。

虽然散步是一项简单的运动，但由于身体的特殊性，有些事项还要引起注意。例如，散步的地点应选择在空气清新、氧气充足、没有污染的环境中；散步前先慢走几分钟，当作热身，再根据身体的实际情况决定散步时间和频率；如果散步过程中出现不适，应立即停止，以免发生意外。

缓解孕吐的方法

孕期激素的变化会影响到孕妈妈的食欲和消化功能，出现恶心、呕吐等害喜的症状。准爸爸要帮助孕妈妈好好调理，尽早与孕吐告别。

避开刺激物

怀孕后孕妈妈的口味也有可能发生改变，以前喜欢的菜现在不再喜欢吃，甚至是看见就恶心。因此，准爸爸在烹饪时要尽量避开这些食物。

试试含姜食物

姜能够让胃感到舒服一些。准爸爸可以将生姜切末，用热水冲泡制成姜茶给孕妈妈饮用。或者为孕妈妈准备一点姜糖也是不错的选择。

保持情绪稳定

情绪紧张、压力大会造成肠胃不适，从而使孕吐加剧。所以，当孕妈妈出现不良情绪时，准爸爸要及时发现、及时解决，以防影响孕妈妈的食欲。

注意多休息

身体或精神的疲劳也会增加发生孕吐的可能，所以孕妈妈要多休息、多睡眠。在入睡前，孕妈妈可以看看书、听听音乐，保持平静的心情入睡。

补充水分

孕吐期间，要避免因为呕吐而脱水。对于孕妈妈而言，不仅要保证每天 2000 毫升水的摄入量，还要将因呕吐丢失的水分补回来。

多练习瑜伽呼吸静心法

　　孕妈妈在怀孕期间会因身体的不断变化而处于精神紧张的状态，尤其是背部要承受新增的压力。练习瑜伽可以有效帮助孕妈妈平静心情，让身心随着彻悟的境界而越发健康起来。一张瑜伽垫，一支舒缓的曲子，就能创造出一个宁静的空间。

腹式呼吸

　　仰卧，手轻轻放在肚脐上，吸气时，把空气直吸向腹部。吸气正确时，手随腹部抬起；吸气越深，腹部升起越高，随着腹部扩张，横膈膜就向下降。接着呼气，腹部向内朝脊柱方向收；凭着尽量收缩腹部的动作，把废气从肺部全部呼出来，这样做时，横膈膜就自然而然地升起。

胸式呼吸

　　孕妈妈仰卧或伸直背坐着，深深吸气，但不要让腹部扩张，而是把空气直接吸入胸部区域。在胸式呼吸中，胸部区域扩张，腹部应保持平坦。然后，当吸气越深时，腹部向内朝脊柱方向收缩；吸气时，肋骨是向外和向上扩张的，接着呼气，肋骨向下并向内收。

完全呼吸

　　即把以上两种呼吸结合起来完成，这是一种自然的呼吸方式，略加练习后，这种呼吸方法就会在全部日常的练习和生活中自动地进行。

　　伸直脊背坐好，闭上眼睛，将注意力集中于自己的呼吸，深吸一口气，呼气时先发出"o"的声音，然后合上嘴唇，发出"m"的声音，直到这口气彻底呼出，然后再重复进行。注意发声时要让自己的耳朵听到，注意力集中在语音上，体会它在大脑中的回音。

　　瑜伽的这种完全呼吸有许多益处：由于增加氧气供应，血液得到了净化；肺部组织健壮，增强了抗病能力；胸腹活力和耐力均有增长，心灵也变得更清澈。

警惕先兆流产的发生

　　孕早期是流产的高峰期，稍不留神，胎宝宝就会离孕妈妈远去。为了防止流产，孕妈妈有必要了解一下孕早期流产会出现哪些症状，并积极做好应对措施。

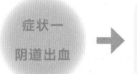

　　刚怀孕时的阴道出血是要引起注意的，不可忽视，这可能是自然流产的症状，当发现流血不止时，要及时就医，检查胎儿是否健康，并及时治疗。

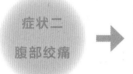

　　出现腹部绞痛也可能是自然流产的症状，轻微的疼痛通过休息可以缓解，如果卧床休息还是出现绞痛，或绞痛加重并伴有阴道出血时，就要提高警惕尽快就医。

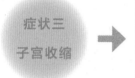

　　如果感觉到子宫发生收缩现象，并且收缩的时间越来越密集，收缩时还伴有疼痛，这时就要特别注意了，当子宫收缩的同时感到腰痛、腹部下坠时，就要立刻就医，这是自然流产的症状。

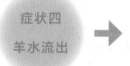

　　发现阴道有液体流出、子宫出现收缩并伴有出血，这可能是因为胎膜破裂导致羊水流出，是自然流产的症状，要迅速就医，及时治疗。

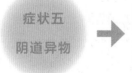

　　由于怀孕，孕妈妈的阴道抵抗力会有所下降，如果不注意卫生，很容易引起泌尿系统感染。如果泌尿系统感染后发现尿频、阴部瘙痒、分泌物出现恶臭时，要警惕，这些也可能会引起自然流产，应及时进行治疗。

No.5　胎教方案

怀孕周期进入第 2 个月，此时胎儿的脑部开始慢慢发育，对外界的刺激反应更加敏感，尤其是对母体的激素反应。孕妈妈要保持心情愉快，让胎儿健康舒适地成长。

给孕妈妈带来好心情的音乐胎教

由于妊娠第 2 个月，大多数孕妈妈会由于孕吐的不适感造成食欲不振、情绪不佳，建议准爸爸在做音乐胎教的时候，最好选择一些旋律欢快流畅，充满生机、活力，氛围喜庆活泼的乐曲。使孕妈妈受到热情舒畅的音乐感染，振奋因为早孕反应引起的消沉情绪。

如果孕妈妈因早孕反应而焦躁、难以入眠，可以选择一些催眠的音乐，如《渔舟唱晚》《平湖秋月》《仲夏夜之梦》《烛影摇红》；或选择一些镇静的音乐，如《春江花月夜》《平沙落雁》《塞上曲》等。

联想宝宝的样子

联想胎教是胎教的一种重要形式,联想胎教就是想象美好的事物，使孕妈妈自身处于一种美好的意境中，再把这种美好的情绪和体验传递给胎宝宝。

孕妈妈可以利用母亲和胎宝宝之间情绪、意识的传递，通过对美好事物和意境的联想，将美好的体验传递给胎宝宝。由于联想对胎宝宝具有一定的"干预"作用，因此孕妈妈联想的内容十分重要，美好内容的联想无疑会对胎宝宝产生美的熏陶，内容不佳的联想，则会起到反面作用，或者把孕妈妈本不想传递给胎宝宝的信息传递给了他。所以，在实施联想胎教的时候，一定要想那些最美好的事物。

根据联想胎教的原则，从受孕开始，孕妈妈和准爸爸就可以在宁静的环境中，一起设想宝宝的形象，把美好的愿望具体化、形象化，想象着宝宝应具有什么样的面貌、什么样的性格、什么样的气质等，这样一家人其乐融融的氛围就会感染到胎宝宝。

怀孕初期，孕妈妈比较"脆弱"，胎儿也不是很稳定。为了能够安全平稳地过渡到孕中期，以下孕期疑惑还需要孕妈妈及家人了解一下。

出现流产征兆怎么办？

如果孕妈妈在孕早期发现自己阴道有少量流血，下腹有轻微疼痛、下坠感或者感觉腰酸，可能就是流产的前兆。这时孕妈妈最先做的就是卧床休息，不要再走动。如休息后见红仍不止或反而增多，应立即去医院检查胚胎发育是否良好，流产是否可以避免，以确定治疗方案。

快8周了，依然没有胎心正常吗？

胎心即胎儿的心跳，反映胎儿在宫内的状态。通常情况下怀孕5~8周，胎宝宝就有了心跳，只是刚开始宝宝太小，胎心音较弱，需要在医生的指导下借助专业听诊器才能听到。如果孕妈妈在检查时没有发现胎心，也不必着急，可以换一家医院或者再等待一两周的时间再去检查，如果依然没有胎心，就要听取医生的建议。

孕期感冒了怎么办？

孕妈妈由于身体情况特殊应该选择适当的、安全的方法赶走感冒。例如多喝水；适当食用一些具有缓解感冒症状的食疗方；注意休息，保持良好的心境；适当忌口等。必要时也要看病就诊，以免延误病情，同时要谨遵医嘱服药，千万不要自己擅自用药，否则可能危及自己和胎儿。

怀孕了要吃燕窝、人参等营养品吗？

有的孕妈妈家庭条件比较好，为了给宝宝提供充足的营养，恨不得每天一根人参，一碗燕窝，但目前并没有研究证明吃这些食物对会对孕妈妈和胎宝宝有明显的好处。而且人参、燕窝中的蛋白质、碳水化合物等营养可以从普通食物中摄取。此外，如果之前没有吃过这些食物，孕期也不要盲目尝试，可能会引起过敏。

孕吐严重，吃不下东西怎么办？

孕吐是妊娠早期的正常症状，多是由于激素水平的变化引起的，是正常现象，不会影响胎儿健康。但如果孕吐严重，流质与固体食物都无法正常进食、消化，这时就要看医生。如果经过医生治疗也不见好转，应该住院治疗，静脉补水并补充维生素。

我对怀孕没有感觉，这正常吗？

这是正常的。每个人都存在个体差异性，有些孕妇妊娠反应严重，而有些孕妇能轻松地度过怀孕初期阶段，感觉不到恶心、疲劳等问题。如果你也是这样的感觉，请不要担心，放松身心，快快乐乐地度过这段时光吧。

总是觉得心情不好，正常吗？

怀孕后，女性的身体正在进行着一场"变革"，情绪上下波动是正常情况，不少孕妈妈都会如此，不用过于担心。对于情绪起伏大的孕妈妈，应注意调适心情，通过阅读、音乐、散步等来转移情绪。对于情绪上的变化，也可以多和准爸爸或其他家人沟通，得到家人的体谅，对缓解自身身体上的不适和情绪上的不安都有帮助。

总是感觉到疲劳，怎样才能克服？

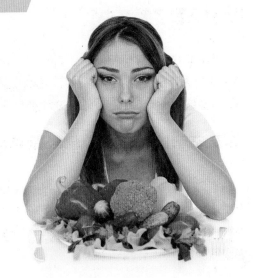

在这一阶段，很多孕妈妈都会感觉到疲劳，甚至精疲力尽。除此之外，还可能感觉到恶心、吃不下东西，或总是反胃，进一步加重身心疲惫的感觉。不要过于紧张，也不要与此抗争，请服从身体的需要，注意多休息就可以了。随着妊娠的加深，你会慢慢恢复过来。如果晚上睡不好，可以努力在白天多睡一会儿。怀孕几周后，如果感觉到疲劳加重，请找医生检查一下血液，看是否存在贫血，并遵医嘱补充铁剂。

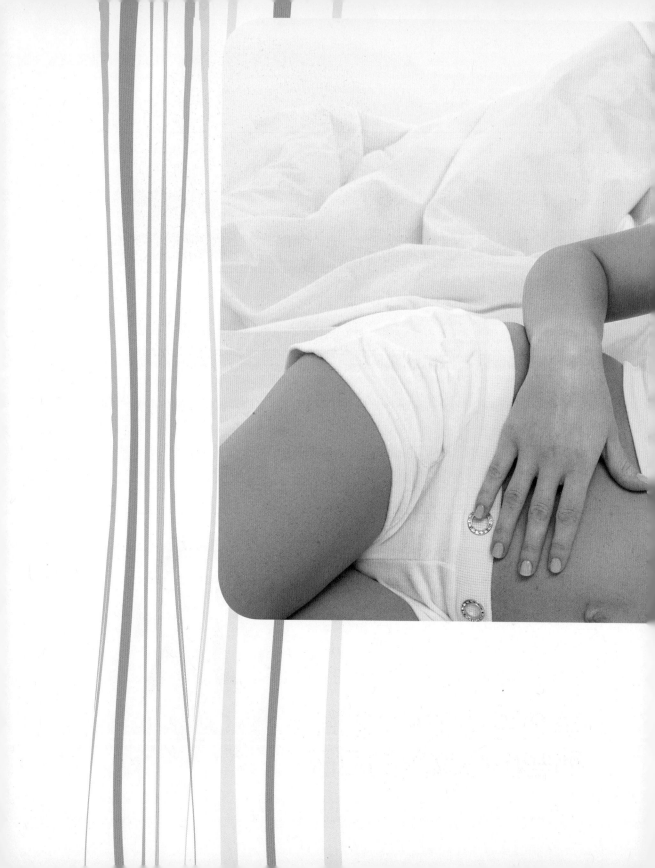

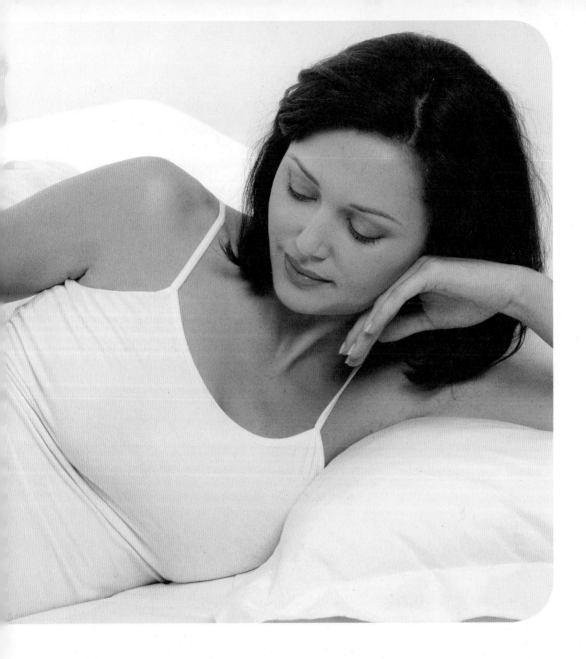

Chapter 3
孕3月（9~12周）：
那些小心翼翼的日子

No.1 怀孕周记

胚胎急速发育，孕妈妈的身体有了新的变化，怀孕的感觉更加真切了，不过伴随而来的还有越发强烈的早孕反应、应接不暇的产检项目以及对流产的恐惧和担忧。为了宝宝和自身健康，要学会对自己说：加油！

胎宝宝的发育情况

本月后期，宝宝已经有了人的雏形，是个"胎儿"了。虽然妈妈的孕吐反应可能会很严重，但只要还在正常范围内，胎儿就依然会顺利地发育和成长。到本月末时，胎儿的脑细胞发育已大致完成。虽然还感觉不到胎动，但宝宝的身体和手脚会动了。

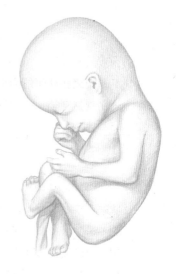

1 孕 9 周：四肢迅速生长

长尾巴逐渐变短，手和脚、骨头和肌肉纤维都在迅速发育和成长。面部器官已经明显，眼皮几乎覆盖了双眼，鼻子已经成形。小胚胎长约 2 厘米，重约 4 克，形似红豆。

2 孕 10 周：各器官快速发育

虽然身体比例还不太和谐，但已经能够辨认出人的形状了。大脑发育迅速，四肢开始变长，已经可以看到手指和脚趾了。内部器官大部分已成形，在接下来的时间会发育得越来越完整。

3 孕 11 周：小尾巴不见了

胎儿的头几乎占据了身长的大部分，小尾巴不见了。骨头开始形成，脊柱上面已经发育出了肋骨。胎儿的颈部逐渐变得有力，鼻孔已经形成了，下巴开始慢慢变尖。

4 孕 12 周：手指、脚趾清晰可见

生殖器官开始发育；耳朵形成；眼皮长出了，但还不能睁开；手腕已成形，脚踝开始发育，手指、脚趾清晰可见。手、脚、头以及全身都可以在羊水中灵活地动了。

孕妈妈的生理变化

　　此时，孕妈妈的身体外观依然变化不太大，不过子宫和乳房的变化较大，而且早孕反应会一直持续，直到月末会逐渐缓解。此时，孕妈妈需注意多休息，能吃就吃，但也不要勉强。只要克服这段时间，再过一阵，孕吐期就会结束了。

1 孕9周：子宫增大近2倍

　　体重没有增加太多，但子宫已经增大近2倍，乳房也更加膨胀，乳头和乳晕颜色进一步加深。提供给胎儿的血液量在增加，输送给妈妈的血液相对减少，在站起来时可能会感觉到头晕目眩。

2 孕10周：情绪波动大

　　腹部的变化看起来不大，不过孕妈妈自己已经能感觉到了。本周前后孕妈妈的情绪波动可能会很剧烈，可能刚才还在眉开眼笑，转眼间就会闷闷不乐，常常会因为一点小事就心烦气躁。

3 孕11周："腰变粗了"

　　血液循环加快，可能会时常感觉到口渴。早孕反应开始减轻，食欲逐渐增加。过不了多久，孕妈妈可能就会感觉到自己的腰围变粗了，体重也增加了约1000克，但还没有必要穿孕妇装。

4 孕12周：孕吐基本缓解

　　大多数孕妈妈的孕吐症状已缓解，脸和脖子上可能会出现不同程度的黄褐斑，腹部从肚脐到耻骨的地方可能还会出现一条垂直的黑褐色妊娠线。

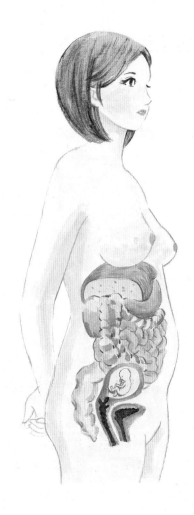

孕妈妈细节备忘

感觉身体不舒适时一定要注意多休息。在确认孕育状况良好，并确认胚胎着床的情况后，就可以在医院建立《母子健康档案》，按照医嘱进行每一次产检。

- 不必着急进补，但要保证蛋白质的摄入和膳食平衡。叶酸还需继续补充。
- 警惕短时间内的体重下降和剧烈呕吐，如果发生，要及时看医生。
- 工作间隙到室外走动一下，活动身体，呼吸新鲜空气。中午适当午睡。
- 看电视、上网、玩手机要克制，尽量远离厨房污染重地，雾霾天少外出。
- 避免长时间站立，持续站立 15 ~ 20 分钟，休息 10 分钟左右。
- 散步前要选择舒适的鞋，以低跟、掌面宽松为好。散步时一旦感觉疲劳，要马上停下来，就近休息。
- 决定要生产的医院，建立《母子健康档案》，了解产检事宜，预约生产。
- 本月依然是流产高发期，要避免性生活。

准爸爸必修课

准爸爸的关心是对孕妈妈最好的安抚。所以，准爸爸一定要多陪伴妻子，多体贴妻子的身体状况。和孕妈妈一起学习孕期知识也是一个不错的选择，可以增加对新生活的了解。

- 安抚妊娠反应强烈的孕妈妈，给她准备开胃的饭菜，帮孕妈妈按摩以减轻不适。
- 多体贴孕妈妈的身体情况，多说一些贴心的话。
- 积极分担家务，高处取物、抬举、搬动重物这类活儿，准爸爸就包揽下来吧！
- 陪孕妈妈一起上孕妇课堂，多了解一些孕期知识。
- 陪孕妈妈产检，帮助排队、挂号等。
- 有时候准爸爸自己也会出现"害喜"症，应及时调整。

No.2　产检安排

尽管此前可能已经去医院进行过验孕或 B 超检查，但都算不上正式的产检。第一次真正意义上的产检通常安排在孕 8 ~ 12 周，并需提前办好《母子健康档案》，在医院建档，方便接下来的例行产检。

及时在医院建档

建档就是孕妈妈带着办理好的《母子健康档案》以及其他相关证件到想要进行产检和分娩的医院做各项基本检查，医生看完结果，各项指标都符合条件，就可以在医院"建档"了。

建档后，医院为孕妈妈建立个人病历，主要是为了能更全面地了解孕妈妈的身体状况及胎宝宝的发育情况，以便更好地应对孕期发生的状况，并为以后分娩做好准备。因此，孕妈妈最好能提前确定自己的分娩医院，并且以后固定在同一家医院进行产检。

近几年都是生育高峰，各个医院特别是大医院床位有限，有些可能需要提前"占床"，请准爸妈一定要提前做好准备。

建档需要做的检查项目

建档时的各项基本检查包括问诊、称体重、量血压、血液检查、验尿常规、做心电图、听胎宝宝的胎心音等。其中，血液检查中又包括基本的肝肾功能检查、血脂检查、空腹血糖检查、甲状腺功能检查、乙肝丙肝筛查、TORCH 全套检查（备孕期发现异常，孕期有发热、皮疹，家有养宠物者需做该项检查）、测 ABO 血型和 Rh 血型、凝血元素检查、微量元素检查、地中海贫血检查、梅毒和艾滋病检查等。尿常规主要是看酮体和尿

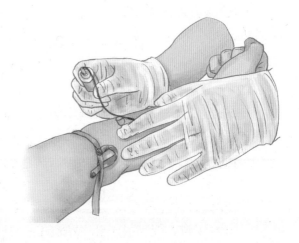

蛋白是否正常，以及是否存在潜血。

此次产检的检查内容有很多，其中有很多检查需要在空腹的状态下进行，孕妈妈需要准备点吃的，在做完需空腹的检查后，吃点东西补充能量，再做其他检查。

当然，并不是所有的检查都需要做，具体情况可在医生的建议下进行。高龄孕妈妈或有过流产史的孕妈妈尤其要重视孕早期的一系列检查，以排除异常妊娠情况。

提前办好《母子健康档案》

《母子健康档案》是建档的前提，每次产检都需要带上。档案中会记录孕妈妈产前检查情况以及分娩情况、新生儿的情况，在以后宝宝的保健和预防接种时都会用到。准爸妈一定要重视，约好时间提前办理。

办理《母子健康档案》通常会需要一些证件，准爸妈可以提前打电话咨询当地要求，准备好资料再去办理。一般来说，可能会有以下条件：

○ 夫妻双方都是本地户口：携带好双方的身份证、户口本、生育服务证原件到女方户口所在地街道所属医院建立《母子健康档案》。如果不知道哪家医院，可询问街道办事处或居委会。

○ 夫妻一方是本地户口：携带好一方的户口本、身份证、生育服务证原件以及非本地户口一方的身份证原件，到本地一方户口所在地街道所属医院建立档案。

○ 夫妻双方都是外地户口：咨询街道所属的社区医院保健科，一般来说，需要准备身份证、结婚证、暂住证、居委会的居住证明、二级以上医院的尿检或血检或B超等能证明怀孕的化验单、婚育证、生育服务证等。

快速在医院建档的小 Tips

到医院的挂号窗口说自己挂产科，并且要建档，护士就会指导你一步步做下去。每个医院的流程有区别，但基本步骤如下：

- 就医时先让医生查看病历并开产检单。
- 拿着产检单、就医凭证原件和复印件在医院单独的窗口办理手续。
- 拿着办好手续的就医凭证回护士处办理建档手续。
- 出示相关证件，填写相关表格，护士会了解病史，进行建档。
- 拿着建好的档案再回医生处，检查血压、体重、听胎心等，医生会开出检验的单据。
- 拿着就医凭证去缴费（适时使用医保卡）。
- 拿着缴费单据去抽血、验尿、验白带，等孕检结果。

每次检查前提前预约

建完档后，就可以根据自己的实际情况安排好产前的各项检查。每次检查完，需要跟医生预约下次检查的时间。记得提前预约，省得下次来再排长队。

小排畸检查的必要性

小排畸检查，也就是 NT 早期排畸检查，是指胎儿颈后部皮下组织内液集聚的厚度的检查。通过 B 超测定颈项透明带厚度，便于及早发现唐氏儿和先天性心脏病的胎儿，并及时予以干预，让孕妈妈更放心。

一般情况下，绝大多数正常胎儿都可以看到此透明带，厚度小于 3.0 毫米为正常，大于 3.0 毫米即为异常，提示可能出现唐氏儿，那么就要做进一步排查畸形。当然 NT 值也不是越小越好，只要在参考范围内，不要超过或过于接近临界值，都是正常的。

小排畸检查的适宜时间为孕 11 ~ 14 周，此时胎儿的头臀长为 45 ~ 84 毫米，经腹部或阴道 B 超检查最好。孕 11 周之前检查，胎宝宝太小，可能无法显示 B 超检查的准确结果；过晚的话，胎宝宝的淋巴系统吸收了过多的液体，同样会影响检查结果的准确性。

NT 排畸检查项目并不是所有医院都有的，孕妈妈可以提前到能做的医院咨询并预约，防止错过最佳检查时间。如果孕妈妈错过了小排畸检查的时间，也不用过于担心，可以通过做孕中期的唐氏筛查和大排畸检查，进行排畸。

No.3　饮食营养攻略

本阶段胎儿的各器官正在快速发育中。同时，这个月也是孕妈妈妊娠反应较为剧烈的时候，有些营养物质会随孕吐而流失。正因为如此，孕妈妈在饮食方面更需要注意，要保证胎儿发育的营养需求。

需重点补充的营养素

这个时期的胎儿处于发育的关键时期，孕妈妈要从日常饮食中摄取所需的营养素。不过需要注意的是，任何营养素的补充都只能适量，不可大补特补。

○　蛋白质

孕3月补充适量优质蛋白，能帮助胎宝宝建造营养库——胎盘，促进孕早期各种组织的合成和器官功能的发育。

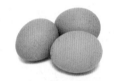

○　碳水化合物

碳水化合物中所含的葡萄糖是胎儿代谢所必需的，多用于胎宝宝的呼吸，孕妈妈要重点摄入该营养素，维持胎宝宝和自身的基础代谢。

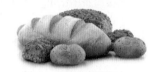

○　维生素A

胎儿早期的细胞分化和骨骼发育都离不开维生素A，孕妈妈在本月适量摄取富含维生素A的食物，还能有效减少孕早期流产的可能性。

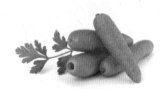

○　铁

怀孕时母体对铁的需求量会显著增加，所以要吃一些具有补铁作用的食物。同时，补充一些富含维生素C的食品也可促进身体对铁的吸收，增强补铁效果。

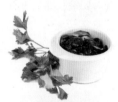

○　钙

钙是维持孕早期胎儿骨骼正常生长发育的重要营养素之一，能维持孕妈妈体内的酸碱平衡，有效预防流产、腿部抽筋、骨盆畸形等问题。

孕 9 ~ 12 周饮食细则

此时，胎宝宝通过脐带与妈妈连在一起，从妈妈那里汲取必要的营养。因此，孕妈妈必需摄取足够的营养，只是由于此时的胎儿体积尚小，所需的营养不在于量的多少，而在于质的好坏。

○ 早餐要吃好

孕妈妈在孕期一定要吃好早餐。早餐是一天中最重要的一餐，早餐吃好了，孕妈妈才能储备充足的营养来度过一整天。对于有妊娠反应的孕妈妈，更应该注重早餐的摄入。这是因为孕妈妈往往下午和晚上妊娠反应更严重，如果早餐营养不足，就不能满足身体所需。

○ 适当吃点粗粮

粗粮中含有的很多微量元素对孕妈妈和胎儿都十分有益。例如荞麦的蛋白质中含有丰富的赖氨酸，能促进胎儿发育，增强孕妇的免疫功能。需要注意的是，孕妈妈食用粗粮要做到粗细搭配，尽量少吃过精过细的米、面等，以免造成某些营养元素的缺乏。但是粗粮也不宜一次吃太多，这样可能会影响消化和吸收。

○ 选择易吸收、消化的食物

由于第 3 个月孕妈妈反应剧烈，有时会没有食欲，消化功能也不好，导致营养供应不足，影响胎儿发育。因此应选择清淡、易消化、易吸收，同时又能减轻呕吐症状的食物。比如鱼、鸡、蛋、奶、豆腐等，均便于消化吸收，且味道鲜美，营养丰富，孕妈妈可经常食用。

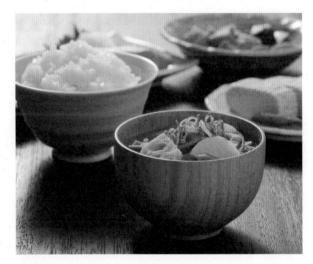

如果孕妈妈清晨早孕反应严重，可以在早餐中加一杯苹果汁或苹果柠檬汁，减轻呕吐。

○ 少吃生冷、油炸及速食食品

女性怀孕后胃肠功能会减弱，生冷、油炸及速食品要少吃。尤其是过冷的食物会使胃肠血管突然收缩，使消化功能减弱而出现腹泻、腹痛等症状。而且孕妈妈很容易感染生冷食物中的细菌和寄生虫。一旦感染，则很容易引起免疫力下降。所以孕妈妈为了自己和宝宝的健康，一定要管住自己的嘴巴。

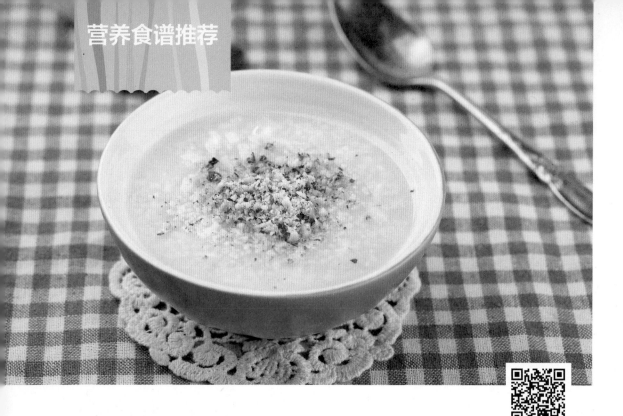

榛子小米粥

扫扫二维码
同步学做菜

原料

榛子45克，水发小米
100克，水发大米150克

做法

1. 将榛子放入杵臼中，研磨成碎末。
2. 将研碎的榛子末倒入小碟子中，备用。
3. 砂锅中注入适量清水烧开，倒入洗净的大米，放入洗好的小米，搅拌均匀。
4. 盖上盖，用小火煮40分钟，至米粒熟透。
5. 揭开锅盖，搅拌片刻。
6. 关火后盛出煮好的粥，装入碗中。
7. 放入备好的榛子碎末，待稍微放凉后即可食用。

鸡蛋玉米羹

原料 ----------------------

玉米粉100克，黄油30克，鸡蛋液50克

调料 ----------------------

水淀粉适量

做法 ----------------------

1. 砂锅中注入适量清水烧开，倒入黄油，拌匀，煮至溶化。
2. 放入玉米粉，拌匀。
3. 盖上盖，烧开后用小火煮约15分钟至食材熟软。
4. 揭开盖，加入适量水淀粉勾芡。
5. 倒入备好的蛋液，拌匀，煮至蛋花成形。
6. 关火后盛出煮好的玉米羹即可。

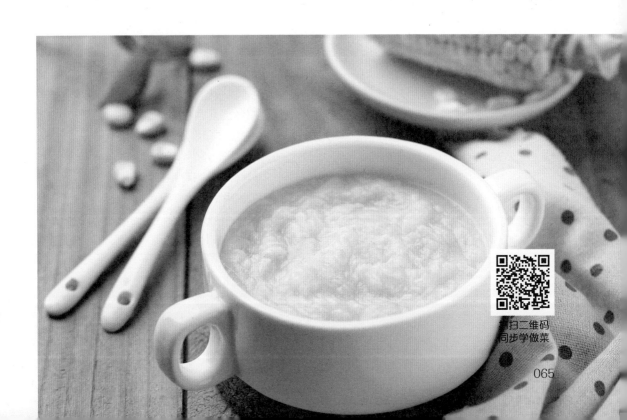

扫二维码
同步学做菜

　　孕3月是孕早期的最后一个月，历经了早孕期间的种种辛苦，孕妈妈马上就要进入平稳且轻松的孕中期，只是有些日常起居的生活细节仍然需要注意。

蔬果要清洗干净再吃

　　新鲜的瓜果蔬菜中富含多种营养素，对孕妈妈和胎儿都有好处。只是蔬果上常常有农药残留，如果不清洗干净就食用，很可能会发生意外。那清洗瓜果蔬菜有哪些小妙招呢？

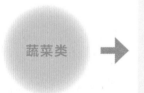
蔬菜类

○　诸如白菜、油菜等叶子菜购买回家后，最好先散开放置让农药挥发，然后切去根部，再洗净菜叶。

○　茄子、苦瓜等茄瓜类蔬菜，建议削皮食用；苦瓜凹凸面的缝隙较难清洗干净，可以加小苏打浸泡，或提前焯烫。

○　西兰花、菜花等十字花科类蔬菜，冲洗后用淘米水或者小苏打水浸泡清洗，再焯水。

○　菌菇类蔬菜，先用清水洗掉污渍，然后放入开水中煮十分钟左右，再用清水冲洗后待用。

水果类

○　把葡萄放在水里面，然后放入两勺面粉或淀粉清洗，因为面粉和淀粉都有黏性，它会把脏东西都给带下来。

○　可先用水淋湿桃子，然后抓一把盐涂在桃子表面，轻轻搓一搓后，再将桃子放在水中泡一会儿，最后用清水冲洗干净，桃毛就全部去除了。

○　苹果过水浸湿后，在表皮放一点盐用手轻搓，然后再用水冲干净，就可以放心吃了。

○　可以把梨放在苏打水中浸泡后，再用清水冲洗；如果表皮有果蜡，可以用开水烫一下，或者将果皮削掉再吃。

孕期皮肤护理小细节

孕期由于体内激素的变化，孕妈妈的皮肤很容易出现一系列问题，诸如皮肤瘙痒、色素沉着、妊娠斑等，孕妈妈不必过于担心，只要掌握皮肤变化的应对方法，就能轻松解决这些皮肤问题。

皮肤瘙痒

尽量减少皮肤出汗，一旦出汗后及时擦干，并换上干净的衣物。

尽量穿棉质的、宽松的、吸汗和透气效果好的衣服。

避免使用消毒水、肥皂等刺激皮肤的化学用品，可使用温和的弱酸性洗浴用品。

不要用指甲抓挠瘙痒的部位，以免刮伤皮肤，引起感染。

色素沉着

注意防晒，外出时戴上遮阳帽或抹上防晒霜，避免强烈的阳光照射。

每晚睡觉前，做做皮肤按摩，加快皮肤的血液供应，保持细嫩有光泽。

早晚清洁肌肤，并涂抹孕妇专用的护肤霜，切不可偷懒。

尽量不化妆、不染发，特别是美白产品、口红最好不用。

干燥脱皮

建议用温水洗澡、洗脸，并涂抹适量润肤霜。

保证充足的睡眠，使肌肤得到充分的休息。

多喝水，多吃新鲜的蔬果，给肌肤补充足够的水分。

避免食用辛辣刺激的食物。

妊娠斑、妊娠纹

多吃富含维生素 C 和胶原蛋白的食物，增强皮肤的弹性。

每天用适量橄榄油涂抹身体上的重点部位，并按摩，使皮肤充分吸收。严格控制孕期的体重增长，以免体重增加过快，导致妊娠斑、妊娠纹生长。必要时使用孕妇专用的妊娠霜，并做好孕期的保养。

边怀孕边工作的益处

孕妈妈怀孕后，只要身体允许是可以继续工作的，但是怀孕后要尽快告诉领导，以便安排好孕期的工作。孕妈妈在工作中要减小压力，调整好情绪，适当休息，不要一整天都坐在办公桌前，应适当活动，也要避免长时间站着。孕妈妈可以根据自己的身体状况决定何时停止工作，在决定休假前要提前与公司领导打好招呼，以便公司安排人来接手工作。

怀孕了开车要小心

不管是为了出行方便还是为了避开拥挤的人群，有很多孕妈妈会选择以车代步，但是与之前相比，现在日渐隆起的腹部会给开车带来不少考验，孕妈妈一定要掌握孕期开车技巧。

○ 孕妈妈不宜开新车，新购置的车中皮革、化学溶剂等气味很重，空气污染严重，不利于腹中胎儿的健康。

○ 孕妈妈在开车的时候应该避免紧急制动、紧急转向，以免开车节奏过猛所带来的冲撞力过大，导致孕妈妈隆起的腹部撞上方向盘，而发生意外。

○ 长途对孕妈妈来说过于疲劳，胎儿长时间处于颠簸状态，可能会引起不正常的胎动和腹痛，所以孕妈妈最好不要驾车出远门。

○ 孕妈妈要穿舒适的平底鞋开车，车内空调一般以26℃为佳，孕妈妈坐在里面最好不要低于这个温度。在不是太热的情况下，可以关掉空调，打开车窗改吹自然风。

此外，很多孕妈妈在开车时不爱系上安全带，担心安全带会勒到肚子，压迫胎儿。其实，孕妈妈系安全带是有一定讲究的，正确的系法是不会压迫到胎儿，同时又能保证安全的。下面一起学习一下孕妇应该怎样系好安全带。

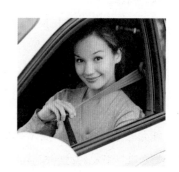

○ 安全带的肩带置于肩胛骨的地方，而不是紧贴脖子。

○ 肩带部分应该以穿过胸部中央为宜，腰带置置于腹部下方。

○ 身体姿势要尽量坐正，以免安全带滑落压到胎儿。

避免佩戴隐形眼镜

　　有些女性在怀孕之前就有戴隐形眼镜的习惯，认为这样既不会因为戴眼镜而碍手碍脚，又能看得清，还很美观，所以就把这个习惯延伸至孕期。其实孕妈妈戴隐形眼镜是很危险的。

　　首先，怀孕期间内分泌发生变化，雌性激素会导致身体水肿，眼角膜也包括在其中，平时戴的隐形眼镜此时已经不适合眼睛的尺寸了，如果继续戴眼睛会有紧压感，甚至发炎；其次，怀孕期间孕妈妈泪液分泌减少而且泪液中的黏液成分增多，戴上隐形眼镜，眼前常有异物感，感到眼干、磨眼而不舒服；在孕期有的孕妈妈结膜小动脉会发生痉缩，血流量减少，若此时因戴隐形眼镜发生结膜炎会比平时更加痛苦。此外，戴隐形眼镜不仅对孕妈妈有危害，隐形眼镜的护理液或眼药水也会对胎儿产生影响。所以在孕期孕妈妈应尽量避免佩戴隐形眼镜，最好使用框架眼镜。

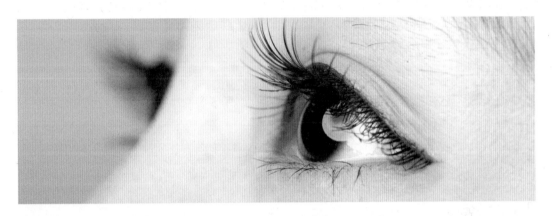

不宜进行盆浴和坐浴

　　孕妈妈在孕期洗澡的时候不能采用盆浴或者坐浴，而应该采用淋浴的方式，尤其是在孕早期的时候。

　　一般而言女性的阴道呈一定的酸性，其目的是为了有效防止病菌的繁殖。女性的这种生理特征，和卵巢分泌的雌激素、孕激素有着密切联系。女性在妊娠期间，胎盘的绒毛会产生丰富的孕激素和雌激素，且此时，阴道上皮细胞增生的数量明显少于脱落的数量，就导致了阴道内乳酸含量的降低，也就会造成阴道抵抗外界病菌能力的下降。

　　如果此时孕妈妈采取坐浴或者盆浴的洗澡方式，洗澡水很有可能流进阴道，但阴道的抗菌能力已经明显下降，所以就非常容易引发疾病。而且，坐浴也容易使子宫或外阴发生感染，甚至有可能导致胎儿流产和早产。所以，为了保证孕妈妈和胎儿的安全，不宜在孕期进行盆浴和坐浴。

保持好心情的小妙招

保持愉悦的心情对每个孕妇都很重要，但情况并不是你想怎么样就可以怎么样的，很多时候总会有让你不开心的事情出现，所以，学会调整自己的情绪，对孕妈妈非常重要。

早上起床后深呼吸、伸懒腰

学会管理自己的一天，对减轻快节奏生活中的压力非常重要。起床后，别忘了打开窗户，用新鲜空气给大脑"提神"，伸懒腰舒展一下身体，让一天有一个"精神"的开端。

对着镜子微笑

在梳洗之前，对着镜子给自己一个大大的微笑。美好的心情，是自己给自己的。

多想象一下腹中的宝宝

幻想能帮助你在孩子还未出世时，即与他建立亲密的关系。即使好几个小时都在幻想着孩子，其他什么事情都没做，也不要觉得荒谬，跟肚子里的小家伙联系感情是接受他的第一步。

写日记

日记不仅可以帮助你看清自己的另一面，还是个抒发自己不想与人分享的情感及思绪的好地方。孩子出生后可能会对你的这本日记爱不释手哦。

与人沟通和交流

在怀孕期间想与他人沟通，分享自己的感情和心事是相当自然的。准爸爸当然是首选之人，每天安排出足够的时间和准爸爸在一起，并保持亲昵的交流。如果身体允许，可以考虑一起外出度假。另外也可以参加准父母课堂，或在生产课程中认识些新朋友，或者与初为人父母的朋友多讨论。这种因怀孕结缘的关系通常在产后仍可维持相当长久。在你感到孤立的时候，别忘了自己的父母、丈夫和朋友，跟他们谈谈，把不开心的情绪倾吐出来。

No.5　胎教方案

怀孕 3 个月的时候，是胎儿脑部和四肢发育的关键时期，胎儿在妈妈体内已经开始有了自己的活动，所以这时候可以开始抚摸胎教和语言胎教了。

和宝宝一起欣赏风景

大自然带给孕妈妈美的享受和精神的升华，孕妈妈可以将这些提炼过的感受传递给胎宝宝，就使得胎儿也能受到大自然的陶冶，促进胎儿神经发育。同时，孕妈妈经常走进大自然，呼吸新鲜空气，也有利于胎儿的大脑发育。因为大脑发育需要充足的氧气，而大自然就是最好的供氧场所。

孕妈妈要多微笑

经常微笑，可以让孕妈妈保持年轻的状态和良好的心态，使大脑皮层兴奋，并通过胎盘的血液循环将这种情绪传递给胎儿，促进胎宝宝的情感与性格的良好发育。不只是孕妈妈，准爸爸也要经常保持微笑，和胎宝宝说说话，主动承担家务，让他（她）感受到父母的关爱与体贴，感受和谐的家庭氛围，同样对他（她）的身心发展有益。

放音乐给宝宝听

孕妈妈在播放音乐的时候，对胎儿的听觉发育是一种良性的刺激，有利于胎儿整个听觉系统的发育和完善，为以后进行听力训练打下基础。

音乐胎教应该是贯穿整个孕期始终的一种胎教方法。不同的音乐给人不同的感受，孕妈妈适合听一些轻松欢快、优雅温馨、诙谐有趣、充满诗情画意的音乐，可以使孕妈妈早孕反应的不安情绪得以放松，精神上得到安慰。

跟每个阶段都有不一样的孕期烦恼一样，很多孕妈妈对于孕期的疑问也有一箩筐，例如怀孕之后还能化妆吗？防辐射服真的管用吗？对于这些问题，一起来了解下医生怎么说。

怀孕后还能化妆吗？

化妆品中含有的化学物质有一定的毒性，很容易危害到胎宝宝健康。因此，怀孕后染发剂、烫发剂、口红、指甲油等应禁止使用，美白产品也要避免使用。如果必须要化妆，也要尽量选择孕妇专用化妆品，且每次卸妆一定要彻底。

怀孕后经常流鼻血是怎么回事？

有些孕妈妈会在早晨起床后或擤鼻涕时，出现流鼻血的状况。其实这是因为孕妈妈体内分泌的孕激素使血管扩张充血，加上孕妇的血容量比普通人高，并且人的鼻腔黏膜血管丰富，血管壁比较薄，就容易引起鼻出血。

做 B 超会不会伤到宝宝？

目前，大多数专家都认为 B 超是安全的，临床上尚没有 B 超检查引起胎儿畸形的报道。但也有少数专家指出，B 超是一种高强度脉冲超声波，有很强的穿透力，对处于敏感期的胚胎和胎儿也会产生一定的不良反应。所以，如果没有必要，最好不要在怀孕极早期做 B 超检查。如果必须要做，比如要明确是否是双胎或多胎，以及宫外孕或葡萄胎，应听从医生的建议。

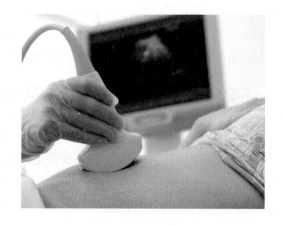

怀孕了，穿防辐射服有用吗？

防辐射服的防辐射秘诀在于其含有的金属纤维，金属纤维对日常生活中的电脑、手机远场辐射等电磁波辐射有一定的阻挡作用，对近距离在电脑、复印机前工作的孕妈妈能起到一定的防护作用。但是防辐射服并非万能，若遇上超声波就起不到防护作用了。为安全起见，孕妈妈要在怀孕的前 3 个月尽量远离高辐射的电器。

总是尿频，有时还会有刺痛感，怎么办？

尿频是因为子宫扩张，压迫到膀胱引起的，属于正常现象，注意多排尿、不要憋尿。到了怀孕中期，子宫渐渐进入腹内，对膀胱的压力减小，尿频症状通常会有所好转。但是到了怀孕后期，胎儿增大，还会从上方压迫膀胱，你会再次遇到尿频的现象。如果排尿有刺痛、下腹疼痛或是尿中带血，说明你可能患有尿路感染，需要尽早看医生，以免加重病情。

素食妈妈怎样补充营养？

素食者吃素也不一定会导致营养不良。素食者通常摄取的维生素和纤维素都较多，而体内含有的胆固醇量较低，这是有利于胎儿发育的环境。不过，因为素食者不吃肉，所以可能会缺乏维生素 B_{12}、维生素 B_2、维生素 D、蛋白质、钙、铁等营养素，而这些营养素通常对胎儿的生长发育起着至关重要的作用。

一般来说，如果是全素食者，可以采取食物搭配营养互补的方式来维持营养。比如，可以将豆类、绿叶蔬菜与全谷类搭配食用，或是豆类及其制品与坚果类食物配合食用等；每天要摄入种类不同的各种蔬菜，摄入一定量的水果、坚果、粗粮及根茎类食物。如果素食妈妈有缺铁贫血的现象，应注意多吃植物蛋白含量高的食物，同时遵医嘱补充铁剂。

怀孕后可以继续上班吗？应避免做哪些工作？

尽管孕期工作可能会让你感到有些疲劳和紧张，但也可以让你保持正常的生活习惯，并让身体得到适度活动，对孕妇的身心调适都有帮助。但并不是所有的工作都适合孕妇做。法律规定：妇女在孕期和哺乳期内，其工作应以对孕妇及胎儿、婴儿无害为宜。比如，要经常接触某些化学物质或电离辐射的工作、高温作业、在噪声环境中工作等，均可能对母婴健康造成损害，影响优生优育，应暂离工作岗位。

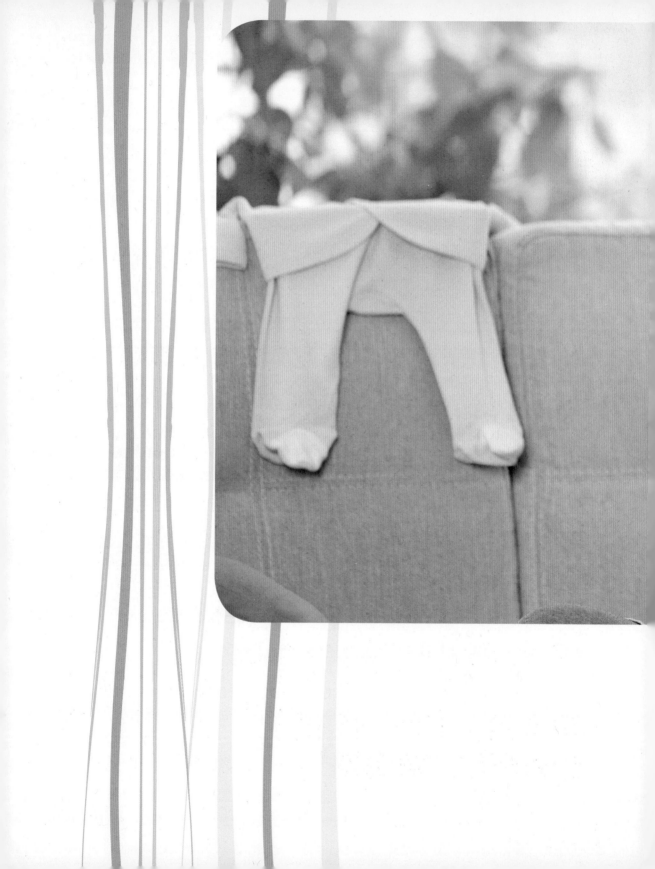

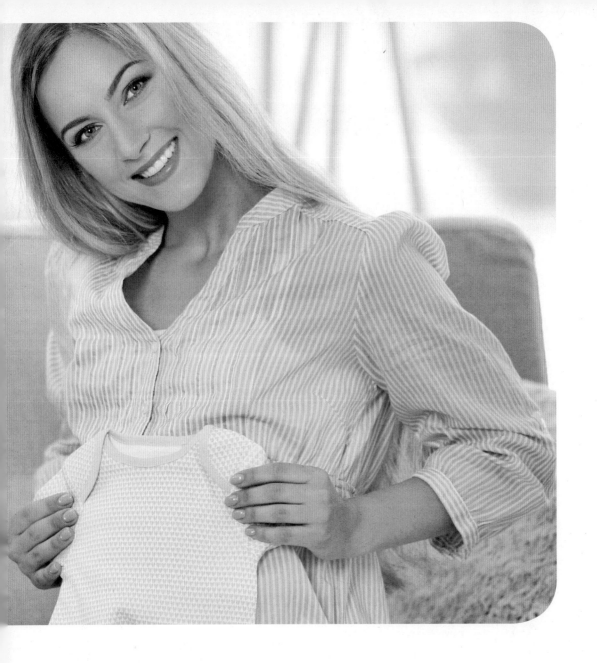

Chapter 4
孕4月（13~16周）：
迈入怀孕"黄金期"

No.1　怀孕周记

怀孕初期那种感觉糟透了的感觉已经慢慢消失，孕妈妈的食欲和心情都变得好多了。胎宝宝的脑和身体器官仍在继续发育。这时，孕妈妈一方面要注意身体的营养，另一方面也要注意适当控制饮食，别让体重超标。

胎宝宝的发育情况

本月胎儿的大脑发育进入了一个高峰期，脑细胞正在迅速增殖分化，体积也在增大，孕妈妈此时可以多吃些健脑的食品，为胎儿补充更多有益于大脑发育的营养。

1 孕 13 周：有橘子大小了

经过前几个月的成长，现在胎儿已经有橘子那么大了。脖子完全成型，并能支撑头部运动。胎儿条件反射能力逐渐增强，已经能对子宫外的声音刺激有反应了。手指可与手掌相握，脚趾和脚底可以弯曲。眼睛开始突出，两眼的距离拉近。

2 孕 14 周：身长超过 10 厘米

身长约 10 厘米，甚至更长，重约 28 克，看起来更像一个小人儿了。胎儿的皮肤上出现了一层细软的绒毛，这层绒毛在宝宝出生后会消失。

3 孕 15 周：会吮吸手指了

胎儿开始顽皮起来，能够在妈妈的肚子里做不少事情了：皱眉头、摸脸，或许还能吮吸手指。胎宝宝的骨骼变得更坚固了。生殖器官已成形。

4 孕 16 周：会打嗝了

身体和头部的生长逐渐均衡起来，胳膊和腿基本发育完成。肌肉和脂肪组织在快速生长，味蕾正在形成。而且，胎儿会打嗝了。产检时，医生会看到孕妈妈的腹壁上发出阵发性和规律性的跳动。

孕妈妈的生理变化

此时是妊娠较为舒适的一段时期，孕妈妈的心情会比较舒畅。身体变化开始明显起来，到本月末已经差不多能从孕妈妈的外表看出"大肚子"的形态了。如果可以，孕妈妈从现在开始就可以参加产前培训了。

1 孕 13 周：胃口变好了

孕妈妈的体态还不太像个孕妇。妊娠反应已经没那么强烈了，胃口一下好了很多，情绪也随之好转。乳房迅速增大，腹部和乳房的皮下弹力纤维断裂，在这些部位出现了暗红色的妊娠纹。

2 孕 14 周：阴道分泌物增多

阴道分泌物开始增多，这是体内激素水平变化引起的，属于妊娠自然现象，注意保持外阴部的清洁即可。肤色和体型都有了变化，这时候更应注意仪容。很多孕妈妈的头发变得乌黑发亮，发质比以前更好了。

3 孕 15 周：准备孕妇装

牙龈多有充血或出血，若不注意口腔卫生还可能有牙龈炎。胃口好了很多，腹部渐渐膨大，可以考虑穿孕妇装了。

4 孕 16 周：腹部继续隆起

腹部开始凸显，体重上升加快。乳房比以前大而柔软，深色的乳晕很清晰。敏感些的孕妈妈偶尔还能感觉子宫在蠕动，胃里发出细小的咕噜声，这是胎动。在未来的一段时间，胎动会越来越明显。

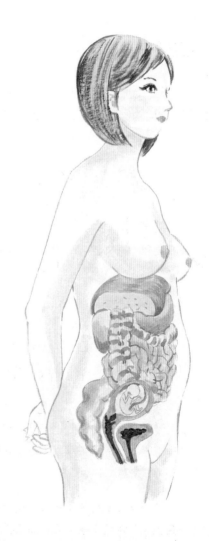

孕妈妈细节备忘

从现在开始，孕妈妈会度过较为舒适的一段时期，可以做的事情会比之前多出一些，也没有必要时刻保持小心翼翼的状态，但仍然不可轻忽大意，还是要注意多休息，凡事量力而行。

- 做好饮食计划，做到均衡饮食，千万不能开始大吃大喝。
- 胎儿快速发育期，需要补充足够的钙、铁、蛋白质。
- 开始做轻柔的腹部和腿部按摩，并坚持下去，可在一定程度上预防妊娠纹的生成。
- 开始准备孕妇装。
- 身体状况允许，可以开始做瑜伽、游泳等运动。
- 注意保暖，不要让身体尤其是腹部着凉。
- 职场妈妈可以了解生育保险的相关事宜。
- 多和胎宝宝说话，让胎宝宝熟悉爸爸妈妈的声音，建立亲子感情纽带。

准爸爸必修课

虽然这个月相对来说会比较舒适，但身体上的负担依然会让孕妈妈感觉不适。准爸爸依旧要保持耐心，多体谅孕妈妈，多学些孕期知识，学习如何照顾孕妈妈和做好健康监护。

- 多给妻子准备一些她喜欢、营养价值高的食物。督促孕妈妈规律饮食，勿暴饮暴食。
- 周末休息时间，可以陪孕妈妈一起选购孕妇装。
- 孕妈妈洗澡时，应随时询问、关照，确保其安全。
- 临睡前，可以和孕妈妈一起给宝宝做胎教。
- 陪孕妈妈一起上孕妇学校，多到户外散步，增加孕妈妈的活动积极性。
- 可以有适度的性生活了，但需注意不要太频繁、太激烈。

No.2 产检安排

在孕 15 周以上（孕 15 ~ 20 周最佳），可抽血做唐氏综合征筛查。也可以选择做无创 DNA 来分析胎儿的染色体情况，以排除畸形儿。如果结果为"高危"，可在孕 17 ~ 23 周进行羊水穿刺检查。

做唐氏筛查的必要性

唐氏筛查是唐氏综合征产前筛选检查的简称，唐氏综合征又称为先天性痴呆或智障，是一种常见的偶发性染色体疾病。每一个孕妈妈都有可能生出唐氏儿，且这种概率会随着年龄的增长而升高。唐氏儿出生后不仅有严重的智力障碍，还会伴有多种器官的异常，给家庭造成极大的精神和经济负担。因此，做个唐氏筛查很有必要。

唐氏筛查一般需要抽取孕妈妈 2 毫升血液，检测血清中甲型胎蛋白（AFP）和人绒毛膜促性腺激素（HCG）的浓度，再结合孕妈妈的预产期、年龄、体重和采血时的孕周，计算出唐氏儿的危险系数。

做唐氏筛查时无须空腹，但要少吃油腻食物，也要少吃些水果。唐氏筛查结果与月经周期、体重、身高、准确孕周、胎龄大小有关，在筛查前孕妈妈需要提供较为详细的个人资料，包括出生年月、末次月经、体重、是否有胰岛素依赖性糖尿病、是否为双胎、是否吸烟以及是否有异常妊娠史等。有些医院并没有做唐氏筛查的资质，准爸妈需要提前了解，以免耽误筛查时间。

也可以选择做无创 DNA

无创 DNA 产前检测是通过采集孕妈妈外周血 10 毫升，从血液中提取游离 DNA（包含孕妈妈 DNA 和胎儿 DNA），来分析胎儿的染色体情况。相比于唐氏筛查和羊水穿刺，取样方法更简单，也更为安全。

无创 DNA 产前检测的准确率可达 92% ~ 99%，可减少手术并发症，如出血、感染等的发生。未来可作为广泛普遍应用的检测技术，提高健康婴儿的出生比例。

No.3 　饮食营养攻略

　　孕中期的营养与饮食不可或缺，这段时期正是胎盘形成、胎宝宝稳定又快速生长的时期，因此营养补充要及时、全面，同时孕妈妈的早孕反应基本消失，胃口大开，可以摄取多种有益于自身和宝宝的食物了。

需重点补充的营养素

　　本月是胎宝宝脑部迅速增长的时期，对诸多营养素的需求大增，孕妈妈只有吃对关键营养素，才能恰到好处地促进胎儿的成长和应对自身的身体变化。

○　碳水化合物

　　胎儿在孕中期会消耗掉孕妈妈更多的热量来长身体；如果孕妈妈缺乏碳水化合物，会全身无力、疲乏甚至低血糖昏迷。所以，适量摄入优质的碳水化合物对孕妈妈和胎儿都是很重要的。

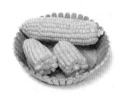

○　蛋白质

　　孕中期母体对蛋白质的需求大幅度增加，而胎宝宝大脑的迅速发育，也需要以优质蛋白质为基础，如果蛋白质摄入不足，或会影响宝宝的智力发育。

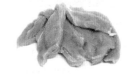

○　维生素 D

　　维生素 D 缺乏时，孕妈妈易出现骨质软化，影响自然分娩。胎宝宝缺乏维生素 D 会影响骨骼钙化及牙齿发育。孕妈妈可通过适当晒太阳，或多吃一些鱼、动物肝脏等食物来补充维生素 D。

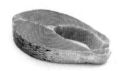

○　钙

　　孕 4 月，胎宝宝开始长牙根了，孕妈妈要注意多吃含钙的食物，同时搭配适量维生素 D，以促进钙的吸收，减少孕期抽筋等。

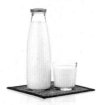

○　锌

　　孕期如果缺锌，会造成孕妈妈味觉、嗅觉异常，食欲减退，消化和吸收功能受损，免疫力降低等，影响身体对营养素的吸收，不利于自身和胎宝宝的健康。

孕 13~16 周饮食细则

孕 4 月是孕中期的开始，此时胎儿进入了相对稳定的发育时期，孕妈妈要更加注意摄入充足而均衡的营养，保障自身和胎儿的健康。

○ 丰富食物种类

进入孕 4 月，大多数孕妈妈的早孕反应已经基本消失，变得胃口大开、食欲旺盛起来。此时，可以放心地吃自己喜欢吃的食物了，各种食物都可以吃一点，包括肉、蛋、奶、鱼类、谷物、新鲜的蔬菜和水果以及豆制品等，同时还要适当增加含纤维素丰富的食物。

○ 增加动物性食物的摄入

从本月开始，孕妈妈可以适当增加动物性食物的摄入，包括动物肝脏、海产品、肉类、蛋类等，它们可以为胎儿的快速生长提供所需的多种营养物质，如优质蛋白质、钙、铁、维生素等，这些也是孕妈妈本身重要的物质基础。

○ 多喝水，少喝饮料

怀孕后孕妈妈最好养成定时喝水的好习惯，充足的水分摄入不仅补充体液，还能加速新陈代谢，利于体内毒素的排出。需要提醒孕妈妈注意的是，市售的饮料大多含有糖精、防腐剂等食品添加剂，应尽量少喝或不喝。如果孕妈妈想要喝果汁的话，可以自己在家做，现榨现喝，无需煮沸。

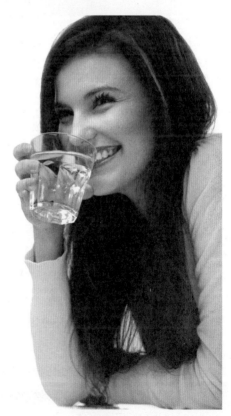

○ 限制甜食和盐分的摄入

女性在怀孕期间要限制甜食和盐分的摄入。甜食不但含有大量的糖，通常还含有大量的脂肪，能量高，长期大量摄入不但会让体重增加过多，还会增加一些妊娠并发症，如妊娠糖尿病等的发生。日常饮食少吃盐，这是因为孕妈妈容易患水肿和高血压，盐分摄入过多，会加重水肿；而且还对胎儿有影响，过多的盐分中含有的钠含量很高，会影响胎儿肾脏的生长发育，所以孕期要少吃甜食和盐。

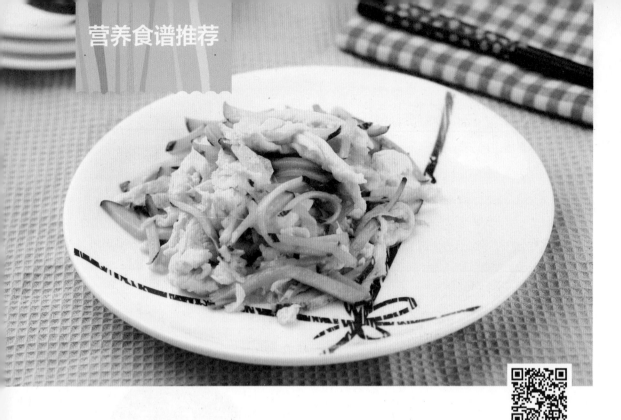

小南瓜炒鸡蛋

原料

小南瓜350克，鸡蛋2个

调料

食用油30毫升，盐、鸡粉各3克，水淀粉少许

做法

1　将洗净的南瓜切成丝。

2　鸡蛋打入碗中，加入少许盐，打散调匀。

3　热锅注油，烧至五成热，倒入蛋液，翻炒片刻，起锅盛碗中备用。

4　锅中加入少许油，倒入南瓜丝翻炒约1分钟。

5　加入盐、鸡粉，倒入鸡蛋翻炒片刻。

6　加入少许水淀粉勾芡。

7　关火，将炒好的食材盛入盘中即可。

山药胡萝卜炖鸡块

原料 -

鸡肉块350克，胡萝卜
120克，山药100克，姜
片少许

调料 -

盐、鸡粉各2克，胡椒
粉、料酒各少许

做法 -

1　洗净去皮的胡萝卜切成滚刀块。

2　洗好去皮的山药切成滚刀块。

3　锅中注入适量清水烧开，倒入鸡肉块，
　　淋入少许料酒，汆去血水，撇去浮沫，
　　捞出鸡肉，沥干水分，备用。

4　砂锅中注入适量清水烧开，倒入鸡肉
　　块、姜片、胡萝卜、山药，淋入少许料
　　酒，拌匀。

5　盖上盖，烧开后用小火煮45分钟至食材
　　熟透。

6　揭盖，加入适量盐、鸡粉、胡椒粉，拌
　　匀调味。

7　关火后盛出锅中的菜肴即可。

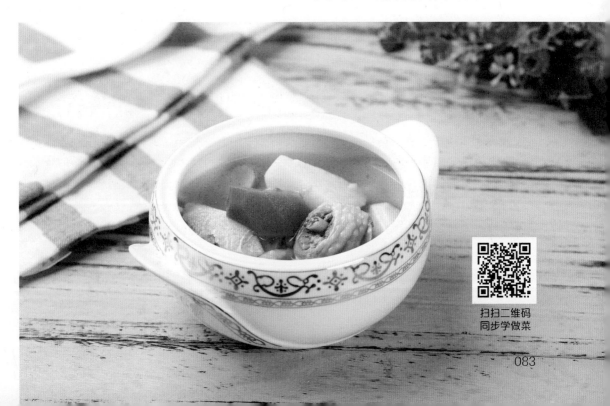

扫扫二维码
同步学做菜

No.4   日常起居指南

经历了前面 3 个月的磨难，孕妈妈终于步入了孕中期，此时，妊娠反应已经没那么激烈了，情绪也有所好转，但是仍要注意日常起居上的养胎细节。

选购合适的孕妇装

本月，孕妈妈可以穿孕妇装了。一般来说，合适的孕妇装以宽松舒适为原则，选择轻柔、耐洗、吸水和透气的，如纯棉、丝绸等质地，同时应考虑到季节性。

上衣：胸部、腹部、袖口要宽松，宜选择前开襟或肩部开扣、V 字领的上衣。

裤子：可选择运动装的裤子，既舒服又没有拘束，也可选择腰部能调节的松紧裤，还可以选择背带装。

裙子：孕妇裙方便穿脱，能适应腹部的变化，尤其适合夏季穿着。

袜子：最好选择弹力袜，松紧性好，有助于缓解孕期水肿等。

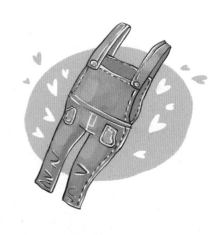

怀孕后，孕妈妈的胸围和腹围也会随之增大。因此，需要挑选合适的胸罩和内裤，以适应孕期身体的变化。

胸罩

由于孕期乳房的变化，孕妈妈需要为自己重新购买合适的内衣，最好选购专为孕妇设计的胸罩，一般是全棉材料，罩杯较深，肩带也经过合理的设计，具有良好的托扶作用。

内裤

随着腹部的不断增大，弹性大的内裤可以适应孕妈妈的腰围变化；或者选择腰口较低的迷你内裤；腰口高的大型号内裤也可以选择，主要看孕妈妈个人喜好。

保护好宝宝的"粮仓"

给宝宝哺乳离不开乳房，从孕中期开始，孕妈妈就要做好乳房的护理工作，保护宝宝的"粮仓"了。

不要忽视胸罩

随着孕妈妈乳房的逐渐胀大，左右乳头之间的距离增加，乳房的弹性减弱并开始下垂。为了减轻这些症状，孕妈妈千万不能忽略胸罩的穿戴，以便更好地支撑乳房，另外，还要经常更换胸罩和及时清洗。

保持乳头清洁

为了产后能够顺利授乳，孕妈妈应时刻保持乳头的清洁，可以用温水清洁乳头，避免不必要的摩擦。另外，孕中后期孕妈妈可能会分泌一些乳汁，注意观察，留意有没有不正常的化脓或血样的液体流出，合理就医。

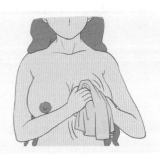

请准爸爸做按摩师

经常给乳房做按摩，有利于缓解孕期乳房胀痛，减少乳腺炎、乳头内陷等不适症状的发生，促进乳腺的正常发育。老婆怀孕后行动多有不便，此时准爸爸可以做老婆的按摩师，不过，在按摩时还应注意以下事项：

○ 按摩之前，清洁双手，清洁按摩环境。
○ 保证适宜的室内温度，以37℃为宜，不能太高或太低。
○ 让老婆穿布料柔软的衣服进行按摩，以免过度摩擦皮肤。
○ 选择合适的按摩时间，例如沐浴之后、睡觉之前。
○ 按摩时可以播放一些音乐，引导老婆深呼吸，放松身心。
○ 掌握合适的按摩频率，一般一天一次，一次半小时即可。

坐、立、行应注意规范姿势

为了让宝宝有一个舒适的生长环境，孕妈妈对坐姿需要多加注意，避免压迫到腰腹部。最好准备一把专用的椅子，高度保持在 40 厘米左右，椅面可以稍微硬一些，太软会让孕妈妈更累。在坐时背要挺直，臀部大部分应坐在椅子上，可在后背放一个靠垫。

孕妈妈不宜久坐，也不宜久站。在站立时需要注意姿势，让两腿平行，两脚稍微分开，略小于肩宽，两脚平直，不要内向或外向。这样站立，重心落在两脚之间，不易疲劳。若站立时间较长，可将两脚一前一后站立，并每隔几分钟变换前后位置，使体重落在伸出的前腿上，可以缓解久站的疲劳。

孕早期时，孕妈妈不宜快速急行，这样不利于安胎。在行走时，背要直，并且抬头、收紧臀部，保持全身平衡，稳步行走，不要用脚尖走路。在家中行走时，容易滑倒的地方（如浴室和厨房门口）需放上吸水防滑的垫子，减少孕妈妈滑倒的风险。

注意出行安全

到了孕中期，孕妈妈的出行变得频繁起来，散步、逛街等，为了避免意外的发生，出行安全要尤为注意。

○ 如果今天孕妈妈打算出门，可以先查看天气预报，在确定天气晴朗、气温适宜的情况下，才可以安心出门。

○ 孕妈妈出门应该避免交通高峰期，因为交通高峰期出门容易堵车，使孕妈妈在车上焦虑不安。避免乘坐人多拥挤的公共交通工具，人太多容易挤压到孕妈妈的腹部。

○ 乘坐小汽车出门时，还要注意系好安全带，避免紧急刹车时腹部受到撞击。孕妈妈也不宜长时间坐在车中，如果路程较远，在中途可以下车活动筋骨，促进血液循环。

○ 乘坐小汽车或公交车时，孕妈妈尽量靠近窗户坐，可以将窗户打开一点，以保证车内的空气流通。但是如果路上车太多，就不要开窗了，以免吸入过多汽车尾气。

适当增加运动量

进入孕中期，很多孕妈妈的早孕反应已经消失，身体逐渐适应妊娠的变化。此时进行适量的运动，不仅能改善母体血液循环，缓解孕期不适，还能促进胎宝宝的大脑和骨髓发育，帮助自然分娩。只是由于特殊的身体情况，孕妈妈在选择运动项目时要格外慎重。建议孕妈妈多进行散步、游泳、孕期瑜伽等运动项目，既保证了运动安全性，又让运动起到一定的效果。

当然，每个孕妈妈的身体情况都不同，在锻炼之前还是要提前咨询专业医生，并遵从医生的建议，运动过程中要量力而行，注意运动强度，一般以运动心率在每分钟140次以下，运动后自感舒适、无疲劳感为宜。若感觉有头晕、恶心、局部疼痛、极度疲劳时，应立即停止运动，并及时休息。

一起来做孕妇操

到了孕中期，胎宝宝已经发育稳定，孕妈妈可以选择一个合适的时间做做孕妇操，促进身体血液循环的同时，还能增强腹部及骨盆肌肉，减轻紧张情绪。

锻炼骨盆

Step1：坐在床上，双脚脚掌相贴，向身体靠近，坐直。双膝上下活动，好像蝴蝶振翅，重复10次。

Step2：双手分别放在两膝上，呼气时轻轻下压膝盖，吸气时慢慢收回，重复10次。

Step3：躺在床上，单膝曲起，膝盖慢慢向外侧放下，左右各10次；双膝曲起，左右摇摆至床面，慢慢放松，左右各10次。

强化会阴肌肉

Step1：仰卧，两腿交叉向内侧夹紧、紧闭肛门，收紧会阴肌肉，然后放松。重复10次后，交换双腿再重复10次。

Step2：日常站立或坐立时，进行提肛训练，即收紧会阴肌，像憋住大小便一样，5～10秒后放松，每次重复10次。

孕妈妈应常做凯格尔运动

　　凯格尔运动又叫做骨盆底收缩运动，是一套可以用来增强骨盆底肌肉力量的练习。骨盆底肌肉承载着子宫、直肠、膀胱、尿道，通过强健骨盆底肌，能缓解压力性尿失禁，促进直肠和阴道区域的血液循环，增强阴道弹性，预防痔疮，对于孕妈妈来说，还能有效缩短分娩时的第二产程。可以说，对于任何一个阶段的女性来说，凯格尔运动都是有益的。

　　在孕中期，准爸爸应协助并督促孕妈妈将凯格尔运动作为孕期生活的一部分，每天有规律地练习，下面介绍该运动的具体练习步骤：

1 　　将膀胱内的尿液排净，平躺在垫子上，双膝弯曲。

2 　　慢慢地收缩臀部的肌肉，并向上提肛。

3 　　紧闭阴道、尿道和肛门，此时，孕妈妈的动作类似于尿急而又不能上厕所，有一种憋尿的感觉。

4 　　保持骨盆底肌肉持续收缩 5 秒钟，然后慢慢放松，5 ~ 10 秒后，再次收缩。

　　刚开始练习时，孕妈妈可以在一天中分多次练习，例如早晨醒来或睡前都可以做几次，随着骨盆底肌肉收缩能力的不断增强，可以逐渐增加每天练习的次数，并延长每次收紧骨盆底肌肉的时间，例如，一天做 3 次，每次做 3 ~ 4 组。需要注意的是，在整个运动的过程中，孕妈妈要放松心情、照常呼吸，除了骨盆底肌肉用力之外，保证身体的其余部位完全放松。

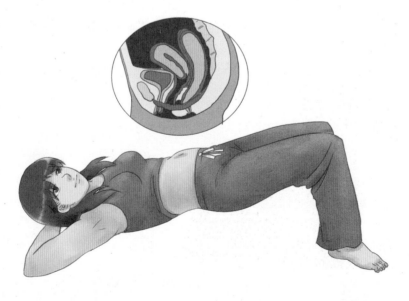

重新"拾起"游泳和瑜伽

怀孕 4 个月时，随着胎儿的发育，孕妈妈日渐增大的腹部不能很好地固定脊柱和胸廓，因而容易发生腰痛和坐骨神经痛。为了增强自身的体质，预防多种孕期不适，孕妈妈此时可以将之前的一些运动重新"拾起来"。

游泳是孕妈妈的首选运动项目，能使全身的肌肉都得到放松，有助于母体血液流通和循环，减少妊娠不良反应等，也能促进胎宝宝的神经系统发育；孕妈妈通过练习孕期瑜伽可以增强自身的体力和肌肉张力，提高身体灵活度，同时还能缓解紧张的情绪，有利于调节孕期心理，孕妈妈不妨尝试一下以下瑜伽体式。

瑜伽金刚坐式

金刚坐又称"正跪坐式"或"钻石坐"，是适合孕 4 月的妈妈做的瑜伽坐姿，可以缓解孕期疼痛。另外，此坐姿还有增强肠胃系统功能、促进消化和强健脊椎周围核心肌肉群等功效。准妈妈在练习金刚坐时，最好用薄毯或毛巾垫在膝盖下方。

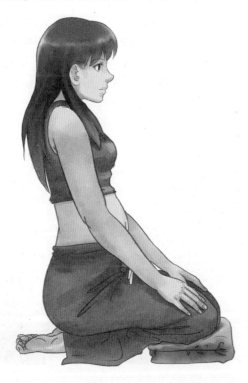

动作要领：

孕妈妈双膝并拢跪地，臀部坐在双脚脚后跟上。放松肩部，下巴微收，挺直腰背，双手平放在大腿上（或自然垂于体侧）。

孕中期房事有讲究

怀孕的前 3 个月，由于胎宝宝尚不稳定，所以性生活是要尽量避免的，以免导致流产。到了孕 4 月以后，妊娠处于相对安全的时期，而且，此时孕妈妈的早孕反应已经基本消失了，可以适当地进行性生活了。

经国内外专家证明，孕中期适度地过性生活，会使夫妻和睦恩爱，孕妈妈的心情也会更加舒畅，进而有利于胎宝宝的健康发育，而且宝宝出生后，反应会更加灵敏，语言发育较快，身体更为健康。不过，孕中期的房事是有一定的讲究的，准爸爸应牢记以下知识，给予孕妈妈温柔的呵护和贴心的性爱。

掌握合适的频率

虽然孕中期过性生活对孕妈妈和胎宝宝都有一定的好处，但并非越多越好。准爸爸应掌握好孕期性交的频率，一般以每周 1 ~ 2 次为宜，且动作要温柔，不可过于激烈。

注意房事卫生

在过性生活之前，夫妻双方要把生殖器官清洗干净，特别是准爸爸，切勿用手伸进孕妈妈的阴道内，以防将细菌带入她的体内，引起感染，不利于胎儿的发育和孕妈妈自身的健康。

最好戴上避孕套

男性的精液中含有使子宫收缩的前列腺素，为预防早产，也为防止细菌被带入阴道，在过性生活时，准爸爸最好戴上避孕套，特别是当妻子有早产、剖宫产史时，更应注意。

姿势不要压迫腹部

孕期的性交姿势，建议以不压迫孕妈妈的腹部为前提，采取双方习惯和感觉舒服的姿势，如男立位、后侧位、后坐位等。另外，不要刺激孕妈妈的乳头，以免过度兴奋，引起流产等。

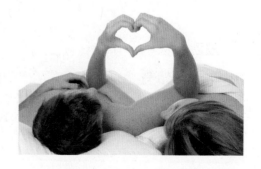

No.5　胎教方案

胎儿渐渐长大，已经产生了最初的意识，对外界的声音刺激非常敏感，能够辨别出所听到的各种不同的声音，本月的胎教应选择有助于刺激宝宝听觉器官发育的方式。

给宝宝取个可爱的小名

此时的胎儿不仅具有听的能力，还能辨别各种声音并能做出相应反应。可以给宝宝取个小名，每当和胎儿进行语言沟通时，先呼唤他的名字，让胎儿能够通过听觉感受到来自父母亲切的呼唤，增进彼此生理上的沟通和感情上的联系，对胎儿的身心发育是很有益的。

给宝宝讲故事

讲故事时应把腹内的胎儿当成一个大孩子，将故事娓娓动听地述说出来，把亲切的语言通过语言神经传递给胎儿，带给胎儿良好的听力启蒙，使其在不断变化的文化氛围中发育成长。关于所讲的故事内容，可以自己随意编就、发挥，也可以选择图文并茂的儿童读物阅读，注意所选择的故事内容，不要过于深奥、晦涩。可以让准爸爸大声读给宝宝听，也可以在孕妈妈闲暇之余，或晚上睡觉之前，由孕妈妈自己以温柔的声音读给胎儿听。

鼓励大宝和二宝聊天

孕妈妈孕期生活的点点滴滴都可以跟大宝分享，鼓励大宝和腹中的二宝聊天、亲密接触。每天早上起床可以跟大宝、二宝说"早安"，并告诉大宝，他也可以跟弟弟或妹妹打个招呼，弟弟或妹妹是可以听到的；鼓励大宝跟弟弟妹妹聊聊天，例如说说今天幼儿园发生的事情，或者自己做了哪些事……妈妈可以握住大宝的小手，一起轻轻抚摸腹中小宝宝，并让他模仿妈妈的动作，告诉他弟弟或妹妹喜欢他这样摸。

No.6　　"孕"事答疑

进入孕中期，为了更好地照顾自己和腹中的胎宝宝，孕妈妈在衣食住行方面会发生相应的变化，因此难免会有种种困惑和不解，以下就为孕中期的您悉心解答。

进入孕中期还吐得厉害正常吗？

孕吐的出现主要与三方面有关：孕妇体内相应激素水平迅速升高；孕妇嗅觉变得更灵敏；孕妇肠胃蠕动减慢，运动量减少，导致消化不良。孕吐是正常的妊娠反应，一般持续到孕 12 周左右就会减轻或消失，但也有的孕妈妈会持续到孕 18 周，甚至伴随整个孕期。孕吐反应因人而异，并不是疾病，更不能用来判读胎儿是否发育正常。

分泌物突然增多正常吗？怎么处理？

怀孕 4 个月时，孕妈妈的身体会较之前有更多的变化，阴道分泌物增多就是其中一项。其实，这是阴道和宫颈的共同分泌物，是类似于白带的物质。孕妈妈要十分注意保持外阴部的清洁与卫生，尽量做到每天清洁外阴部，但不能使用强刺激的肥皂。

怀孕 4 个月以后可以有性生活了吗？

一般来说，孕妇进入孕中期后，妊娠处于比较稳定的状态，胎盘也已经形成。只要身体状况良好，可以适度过性生活，不仅可以保护孕妇的阴道健康，而且有助于增强夫妻感情。孕妈妈体内的胎盘和羊水能起到屏障的作用，使外界刺激得到缓冲，因此也不会对胎儿的生长发育不利。只是要注意频率、体位和技巧等，尽量不要压迫到子宫，也不能过于频繁、粗暴。

唐筛检查高危，就是唐氏儿吗？

唐筛检查只是对孕妈妈是否怀有唐氏儿的风险评估，检查结果为高危也并不代表胎儿一定就是唐氏儿。事实上，筛查呈高危的胎儿发生唐氏综合征的概率较高，需要做进一步的检查确认，而在这部分呈高危的孕妈妈中，大约有 90% 的孕妈妈经过羊水染色体检查后确诊为正常胎儿。

检查出有子宫肌瘤会影响怀孕吗？

子宫肌瘤是长在子宫内肌肉上的一种良性肿瘤，通过超声波扫描或内窥检查可发现并确诊。怀孕期间孕妈妈很少会患子宫肌瘤。如果怀孕前就患有此病，妊娠期会因雌激素的大量分泌而恶化，增加妊娠风险。子宫肌瘤在怀孕初期可能会造成流产，在怀孕中后期可能会造成早产，在分娩时若肌瘤大到将产道堵住，则只能选择剖宫产。不过，由于肌瘤增大的同时，子宫也会随着妊娠的进展而变大，所以情况不严重的话，通常也不会有什么问题。一些孕妈妈在怀孕中期，肌瘤会有强烈的疼痛感出现，但通常经医生治疗可有效抑制和缓解。孕妈妈若是介意，可定期进行产检，随时注意子宫的状态与疼痛，以便及时发现异常、及时处理。

怀孕以后肤色变深了是怎么回事？

很多孕妈妈会发现自己的肤色在孕期变得越来越深，尤其是乳头、乳晕及外生殖器等部位。原本就有的痣和雀斑，在怀孕的过程中也会变得更加明显。此外，在前额、鼻、口、下巴等处也会出现色斑。这些变化都属于正常情况，是由于孕期激素水平变化引起的，孕妈妈不用过于担心，因为胎儿出生后，这些色素沉着就会逐渐淡化直至消失。但有些也不会完全消失，而是会变浅。

穿什么衣服上班合适？

大多数孕妇在这一阶段就要开始选购孕妇服了。如果你的工作对服装要求不大，按照正常孕妇服的购买要求选购即可。有些工作可能会要求孕妇穿制服或较为正式的服装，因此，孕期还得花钱买些适合孕妇穿的正式服装。如果你想节约开支，不妨买那些伸缩性较大的带松紧束边的套装和裙裤，同时要选择相互可搭配混穿的服装。不必刻意追求宽松，只要穿着舒服，得体、合身的套装也是可以的。

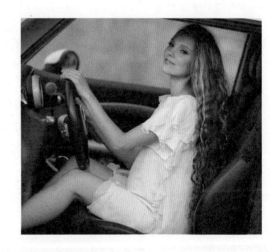

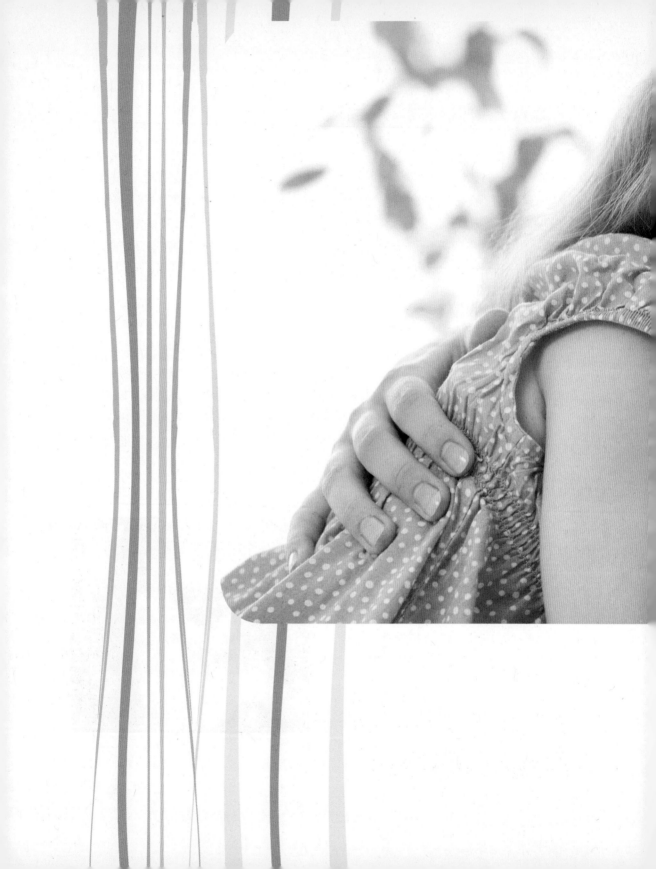

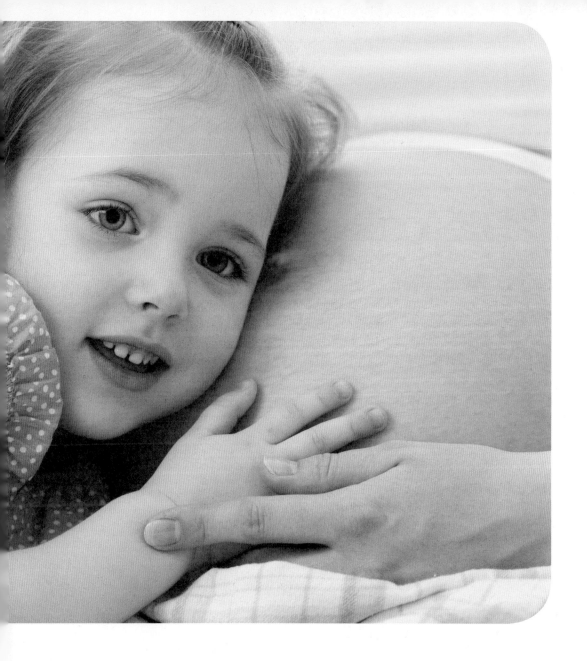

Chapter 5

孕5月（17 ~ 20周）：
开始感觉到胎动

No.1　怀孕周记

进入怀孕稳定期，孕妈妈身心都比较放松，宝宝也在妈妈肚子里慢慢长大。现在，大多数孕妈妈已经能感觉到胎动了，所以，平时不妨多摸摸宝宝，多和宝宝说说话。准爸爸也要一同参与哦！

胎宝宝的发育情况

宝宝的感觉器官开始按照区域迅速发育。味觉、嗅觉、触觉、视觉、听觉等开始在大脑中发育，神经元之间的连通开始增加，他能够感受到体外的一些刺激，并能清楚听到外面的声音了。宝宝的身体会开始形成并储存"脂肪"，目的是为了在出生后能调节体温。

① 孕17周：我是一个鸭梨

胎宝宝已经长成一个鸭梨大小了，长约18厘米，重约170克。在接下来的几周，宝宝的身体会发生快速变化，体重和身长月增加在2倍以上。在妈妈的腹中越发调皮了，偶尔还会"玩"脐带。

② 孕18周：感觉器官迅速发展

胎儿长约20厘米，重约200克，胎动已经十分明显了。骨骼开始逐步硬化。感觉器官开始迅速发展，胎儿已经能听懂父母的对话，并给予回应了。

③ 孕19周：活动越来越多

胎儿长约22厘米，重约220克，已经长成了一个"小甜瓜"。在子宫内的活动也越来越多了，尽管动作还不够敏捷，但却逐渐变得协调起来，如双腿交叉、伸腰、翻滚等。

④ 孕20周：可以感受到光线

胎儿长约25厘米，重约260克。生长趋于稳定，并开始有了脑部的记忆功能。视网膜已经形成，开始对外界光线有一定的感应。

孕妈妈的生理变化

本月依旧是孕妈妈感觉较为舒适的一个月。大部分孕妈妈的肚子开始显形，触摸腹部时子宫的轮廓已经很清晰。孕妈妈会感觉到胎动越来越明显，这是胎儿充满活力的象征，如果胎动减少或消失，就必须马上找医生检查。

1 孕 17 周：体重明显增加

食欲增加，体重也明显增加，最少2000 克，多的达 5000 克。由于子宫膨大，有时腹部会感到一阵阵剧痛，这是由于腹部韧带拉伸。增大的子宫还会压迫到肠胃，让孕妈妈出现胸闷等不适。

2 孕 18 周：愈发明显的胎动

胎动渐渐开始明显起来，孕妈妈可能会感觉到胎儿像小鱼一样在腹中游来游去。子宫不断地长大，身体重心也在发生变化，可能会感觉行动有些不便。

3 孕 19 周：开始保养乳房

每天你都会明显感到宝宝在不停地动。肚子越来越大，腰身明显加粗，动作开始显得笨拙。乳腺也更为发达，乳房变大，乳晕和乳头颜色加深，偶尔还能挤出透明、黏稠的微白液体。从现在起要特别注重乳房保养，为哺乳做准备。

4 孕 20 周：腹部开始膨胀

孕育历程已走了一半，孕妈妈的腰部和腹部都开始膨胀，宫底每周大约升高 1 厘米。胎宝宝也越来越活跃，大部分孕妈妈都能在本周感觉到胎动了。

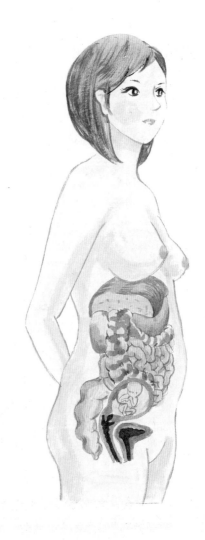

孕妈妈细节备忘

注重体重管理和营养均衡是整个孕期都要持续关注的事。身体若无多大问题，只要不勉强，还是可以继续工作、做家务等。另外，在得到医生的许可下，可以做一些强度较弱，可以增加体力的孕妇运动。

- 多吃含铁丰富的食物，预防妊娠期贫血。
- 继续保持适度的锻炼，早睡早起，规律生活。
- 紧身的衣服和鞋子会增加不适感，换上宽松的孕妇装和舒适的鞋吧！
- 居住环境要注意空气流通，使用空调要注意换气、温度适宜、适可而止。
- 注意每天适当按摩皮肤，做好面部皮肤基础护理，避免日光直晒。
- 大龄孕妈妈别忘了做超声波检查，确定胎儿的发育情况。
- 适度做抚摸胎教、音乐胎教等，有流产史、早产迹象的孕妈妈，不宜开展抚摸胎教。

准爸爸必修课

准爸爸可以多陪陪孕妈妈，比如一起慢慢地散步，一起品尝口味清淡的食物，一起上孕妇课堂等。感觉到胎动后，可以和孕妈妈一起体验胎动的感觉。

- 陪孕妈妈一起阅读孕期和分娩知识，参加产前训练。
- 监督、纠正妻子的不良姿势和生活习惯。
- 计划与妻子进行一次短途旅行，平时可以帮妻子多拍一些美丽的孕照。
- 用听诊器听胎心音，体验胎动的感觉。
- 经常抚摸妻子的腹部，多和宝宝说话，让宝宝能感觉到爸爸的存在。
- 可以适当进行性生活，但要避免动作剧烈，同时注意采取恰当的体位，如前侧位、后侧位或后背位等，以免刺激子宫。

No.2 产检安排

孕 17 ～ 20 周，唐氏筛查结果显示为"高危"的孕妈妈，可能会被医生建议做羊膜腔穿刺。另外，由于子宫开始增大，孕妈妈要学会测量宫高和腹围。

唐筛的"补考"：羊膜腔穿刺

羊膜腔穿刺的手术过程为：在超声波的监控下，确定羊水囊的位置，然后对孕妈妈的腹部皮肤进行消毒并局部麻醉，再用一根长针经腹部刺入羊膜腔，同时在超声的引导下，小心避开胎心，用注射器从子宫中抽取一部分羊水，最后在实验室从羊水中分离出胎儿的细胞，进行染色体核型分析，从而确诊胎儿是否有染色体异常的情况。

孕妈妈需知道，目前羊膜腔穿刺的操作技术已非常成熟，不必过于惧怕它会伤害到胎宝宝。如果你有必要进行羊膜腔穿刺，可以选择大型正规的医院，由有经验的医生来操作，让自己更放心。

听胎心音

一般在孕 17 ～ 20 周时，可以在腹部用产科听诊器听到胎心，即宝宝的心跳。目前，运用较多的是多普勒的高灵敏度仪器，它兼具了传统胎心仪功能，在胎儿 12 周的时候，就可以听到胎心。不过，一般在怀孕初期，由于胎儿的位置关系或其他种种因素干扰，比如母体脂肪过厚等，即使使用精密的仪器也无法听到胎心音。

重视宫高和腹围

从怀孕 20 周开始，孕妈妈应每个月测量 1 次宫高、腹围；怀孕 28 ～ 36 周每 2 周测量 1 次；怀孕 37 周后每周测量 1 次。如果连续 2 周的测量结果都显示宫高腹围没有发生变化，则要向医生咨询，找到原因。

宫高的测量方法：孕妈妈仰躺，用卷尺测得从下腹耻骨联合处至子宫底间的长度即为宫高。

腹围的测量方法：孕妈妈取立位，用卷尺测量孕妈妈平脐部环腰腹部的长度即为腹围。

宫高、腹围在怀孕的不同时间段内都有一个标准值，孕妈妈拿到产检报告单后可以根据这个标准值判断测量结果是否正常。

No.3　饮食营养攻略

这个月胎儿的循环系统、尿道等开始工作，孕妈妈工作或休息时可以做些轻微的运动，如伸屈四肢等。饮食方面也要控制好，不暴饮暴食，营养要充足。

需重点补充的营养素

这个时期胎儿的各类感觉器官的神经细胞都得到全面发展，需要的营养更多，因此孕妈妈应定期检查自己的营养状况，并根据宝宝的发育情况有针对性地进行补充。

○　脂肪

进入孕中期后，胎儿机体和大脑发育速度加快，对脂质和必需脂肪酸的需求增加。平时的饮食中，孕妈妈可适当增加些富含脂质的食物，如坚果类食品、牡蛎、鸭肉等。

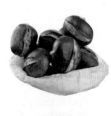

○　维生素 A

维生素 A 能促进细胞分化，对维持正常妊娠、胚胎及胎盘发育有着重要的影响。孕妈妈可以适量食用动物肝脏、奶、蛋黄等含维生素 A 较多的食物。

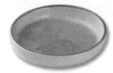

○　维生素 C

维生素 C 能协助胎儿的骨髓形成红细胞和白细胞，具有抗氧化作用，还能增强孕妈妈的免疫力，促进铁质吸收，预防贫血。因此孕妈妈在怀孕期间应适量补充维生素 C。

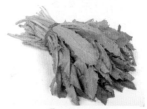

○　钙

本月是宝宝骨骼和牙齿快速发育的关键时期，需要补充足够的钙促进宝宝骨骼和牙齿的钙化，补钙还能防止孕妈妈因缺钙而出现腰酸、腿疼等不适症状。

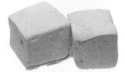

○　铁

铁是人体生成红细胞的主要原料之一，正常妊娠时，孕妇的血容量要增加 50%，因此孕期应特别注意补铁来生成红细胞。

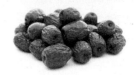

孕 17 ~ 20 周饮食细则

怀孕 5 个月时，孕妈妈已经有了孕妇的体形，而且越来越明显。开始有胎动了，孕妈妈可能会感到有些不舒服，所以需要注意情绪的稳定。饮食上也与之前有所不同，该忌口的，即便想吃也只能忍着了，切不可任性乱吃。

○ 保证摄入足量营养

胎宝宝在这个月生长速度快，需要孕妈妈摄入足够的营养才能满足胎儿的需求。孕妈妈营养的摄取主要通过食物获得，因此食物种类要多样化，保证各种营养都能均衡摄入。此外，本月孕妈妈还要重点补钙，以满足宝宝骨骼、牙齿等发育需求。

○ 适量进食动物肝脏

进入孕中期后，孕妈妈容易出现贫血的症状，需要通过饮食补充适量铁质。很多动物肝脏，如猪肝、鸡肝等都含有丰富的铁质，准爸爸可以适当为孕妈妈准备这些食物，预防孕期贫血。

○ 晚餐不宜吃太多

晚上和睡眠时人体对热量和营养物质的需求并不太大，一般能维持身体的基础代谢的需要就行，所以孕妈妈的晚饭不宜吃得过于丰盛和过饱，否则既可能造成营养摄取过多，又会增加肠胃负担，特别是晚饭后不久就睡觉，更不利于食物消化。

○ 适当吃点孕妇奶粉

如果孕妈妈既想为胎儿的生长发育提供足够的营养，又不会导致孕期肥胖，则可以选择专为孕妈妈制出的孕妇奶粉。这种奶粉中含有孕妈妈、胎儿所必需的各种营养成分，方便冲调，口感好。孕妈妈每天可早晚各喝一杯，以满足身体所需。

○ 忌食高糖饮食

对孕妈妈来说，适量吃糖类食物有益，但吃太多的糖，或高糖食物，会使孕妈妈血糖过高，加重其肾脏负担，不利于孕期保健。摄入过多的糖分还会使孕妈妈机体抗病能力降低，更容易受到细菌和病毒的感染。

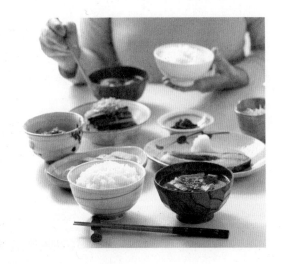

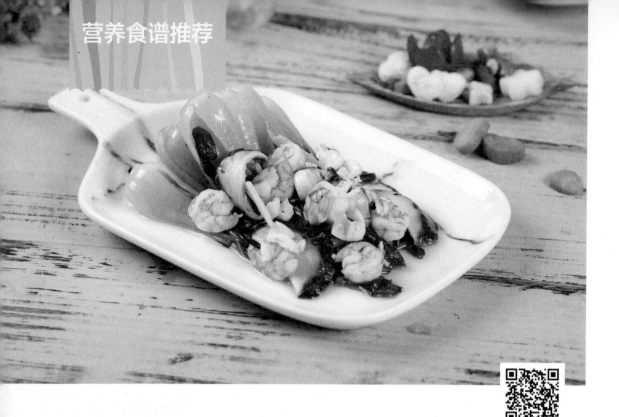

虾菇油菜心

扫扫二维码
同步学做菜

原料 --------------------

小油菜100克，鲜香菇60克，虾仁50克，姜片、葱段、蒜末各少许

调料 --------------------

盐、鸡粉各3克，料酒3毫升，水淀粉、食用油各适量

做法 --------------------

1. 洗净的香菇切小片；洗好的虾仁挑去虾线，装入碗中，放少许盐、鸡粉、水淀粉、食用油，拌匀，腌渍约10分钟。

2. 锅中注水烧开，放入少许盐、鸡粉，倒入洗净的小油菜，拌匀，煮约1分钟，捞出。

3. 锅中再放入香菇，煮约半分钟，捞出。

4. 用油起锅，放入姜片、蒜末、葱段，用大火爆香。

5. 倒入香菇、虾仁，翻炒匀，淋入少许料酒，翻炒一会儿至虾身呈淡红色。

6. 加入盐、鸡粉调味，用大火快速炒片刻至食材熟透，关火。

7. 取一盘子摆上小油菜，盛入锅中食材即可。

四宝鳕鱼丁

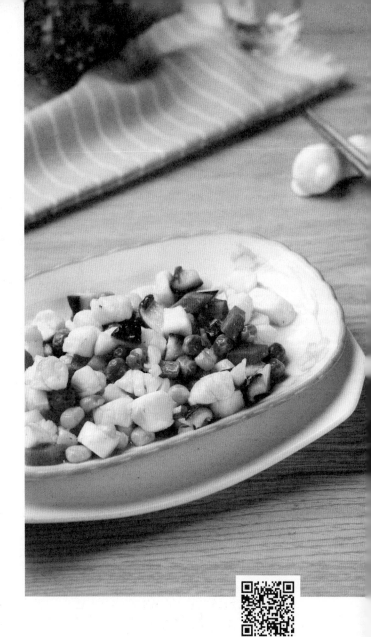

原料
鳕鱼肉200克，胡萝卜150克，豌豆100克，玉米粒90克，鲜香菇50克，姜片、蒜末、葱段各少许

调料
盐3克，鸡粉2克，料酒5毫升，水淀粉、食用油各适量

做法

1 胡萝卜、香菇、鳕鱼切丁。

2 鳕鱼丁装碗，加盐、鸡粉、水淀粉、食用油拌匀，腌渍至入味。

3 锅中注水烧热，加入少许盐、鸡粉、食用油，倒入豌豆、胡萝卜丁、香菇丁、玉米粒，搅匀，用大火焯约2分钟，捞出待用。

4 热锅注油，烧至五成热，倒入鳕鱼丁，滑油片刻至变色，捞出。

5 用油起锅，放入姜片、蒜末、葱段，爆香；倒入焯过水的食材，用大火炒至其析出水分。

6 放入鳕鱼丁，加入少许盐、鸡粉、料酒，用中火翻炒一会儿，至食材熟透。

7 倒入适量水淀粉，翻炒均匀，关火后盛出即可。

扫扫二维码
同步学做菜

103

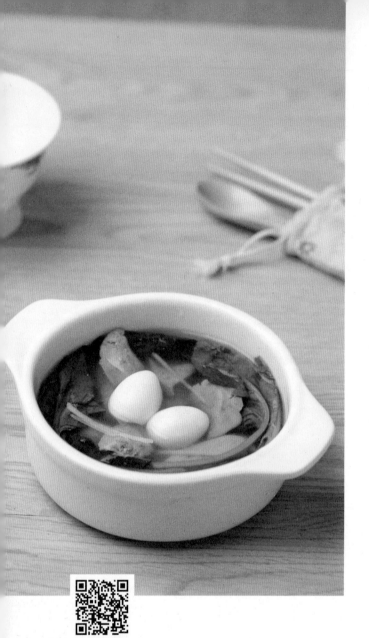

鹌鹑蛋鸡肝汤

原料 ------------------------------

鸡肝120克，姜丝少许，
熟鹌鹑蛋100克，枸杞叶
30克

调料 ------------------------------

盐、鸡粉各2克

做法 ------------------------------

1 洗好的鸡肝切片。

2 洗净的枸杞叶取嫩叶，待用。

3 锅中注入适量清水烧开，倒入鸡
   肝，拌匀，汆去血水。

4 捞出鸡肝，沥干水分，待用。

5 锅中注入适量清水烧开，放入姜
   丝、鹌鹑蛋，倒入鸡肝、枸杞叶，
. 拌匀，用中火煮约3分钟至熟。

6 加入盐、鸡粉，拌匀，至食材入
   味，关火后盛出煮好的汤料即可。

扫扫二维码
同步学做菜

104

南瓜拌饭

原料 ----------------------------

南瓜90克，芥菜叶60
克，水发大米150克

调料 ----------------------------

盐少许

做法 ----------------------------

1 把去皮洗净的南瓜切成粒，洗好的芥菜切
成粒。

2 将大米倒入碗中，加入适量清水。

3 把切好的南瓜放入碗中，备用。

4 分别将装有大米、南瓜的碗放入烧开的蒸
锅中，用中火蒸20分钟至食材熟透。

5 把蒸好的大米和南瓜取出，待用。

6 汤锅中注水烧开，放入芥菜，煮沸，依次
放入蒸好的大米、南瓜，搅拌均匀。

7 在锅中加入适量盐，用锅勺拌匀调味，关
火后盛出煮好的食材即可。

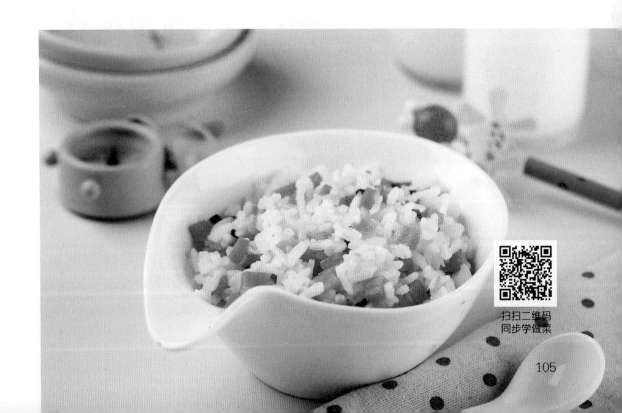

扫扫二维码
同步学做菜

No.4　日常起居指南

步入孕中期，胎宝宝的发育稳定而又迅速，需要孕妈妈更为细心地照顾好自己，才能为宝宝的健康成长营造良好的环境。

享受与宝宝互动的奥妙（胎动）

有些孕妈妈早在16周的时候就能感觉到"第一次胎动"，但大部分孕妈妈要等到18周以后才有感觉，如果这是孕妈妈第一次怀孕，甚至有可能直到20周的时候才会感觉到宝宝动，所以孕妈妈不必着急。每个孕妈妈的第一次胎动感觉都不一样，有的孕妈妈把它比作冒气泡，有的说像小翅膀在扇动，有的还会把它比作爆米花爆开的感觉……不管是哪种感觉，都去享受这些专属宝宝的小动作吧，过不了多久，它们就会变成真正的"拳打脚踢"了。

小心预防各种感染

孕期感染会对孕妈妈和胎儿带来不小的危害，所以孕妈妈有必要了解下列常见的感染种类、多发季节和预防方法，提高警惕，保证自己与胎儿的健康。

霉菌感染

主要是因为孕期孕妈妈体内雌激素浓度上升，促使肝糖淤积在阴道壁，导致白色念珠菌的大量繁殖。当感染被确诊后，孕妈妈在征得医生同意的情况下，可以适当使用阴道栓剂。同时注意保持外阴的干燥和洁净。

寄生虫感染

主要来源有阴道鞭毛虫和弓形虫两种，其中弓形虫是温血动物例如猫身上所特有的原虫。大多数孕妈妈感染此病毒后没有明显症状，孕妈妈不宜进行全身治疗，而应该进行局部药物治疗，还要注意与动物保持距离。

泌尿道感染

泌尿道感染的成因有多种，包括分泌物增多、排尿不畅、尿液含糖高等，孕妈妈要及时就医，否则会影响胎儿的生长发育，建议每隔一段时间就进行一次尿液检查，以便早发现早治疗。

关注口腔健康

怀孕期间，由于内分泌的改变，孕妈妈的口腔问题也随之增多，孕妈妈要及时咨询口腔科医生，不要盲目进行口腔治疗，需听取医生的建议再做处理。另外，平时也要注意保持好口腔卫生，才能减少口腔问题的发生和发展。

养成清洁习惯

孕妈妈应有意识地督促自己，做到每日早晚刷牙，饭后漱口。

孕期摄取充足钙质

孕妈妈的牙齿容易受到酸性物质的腐蚀而引起龋坏。孕妈妈在孕期应多吃一些富含钙质的食物，以补充自身及胎儿对钙的需要，还能保护自身的牙齿健康。

多吃新鲜蔬果

新鲜蔬果中所含维生素可帮助牙龈恢复健康，缓解牙龈出血，清除口腔中过多的黏膜分泌物和废物。尤其是富含维生素 C 的蔬果，可帮助孕妈妈缓解牙龈红肿发炎的症状。

适当使用洁牙工具

牙线、漱口水是辅助洁牙的好帮手。牙线可以剔除牙刷不易刷到的牙缝中的食物残留和牙面上的软垢。为了方便，孕妈妈也可以准备漱口水清洁口腔。

孕前做好口腔检查

研究发现，孕妇的口腔健康不仅关系自身，更直接影响胎儿生长发育，建议女性在备孕期间做好口腔检查，如有问题及时治疗。

多吃粗纤维食物

进食粗纤维食物能使咀嚼时间延长，咀嚼力增加，对牙周组织产生正常的生理性刺激，有利于健齿固齿。同时，粗糙食物对牙齿表面摩擦力较大，有利于清洁黏附于牙面上的菌斑，降低龋病发生。

选用软毛牙刷

妊娠期间，内分泌系统会发生很大变化，牙龈黏膜充血、水肿，孕妈妈应选用软毛牙刷，每 3 ~ 6 个月更换 1 次。

经常叩齿使牙齿坚固

上下叩齿动作不仅能增强牙齿的坚固性，同时可增加口腔唾液分泌量，唾液中的溶菌酶具有杀菌、洁齿的作用。

穿着鞋袜要多讲究

从孕中期开始，孕妈妈的体型会发生重大变化，肚子慢慢变大，身体重心前移，体重也有了大幅度的增加，此时此刻，穿着合适的鞋袜至关重要。

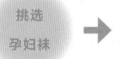
挑选
孕妇鞋

○　有气垫款式的孕妇鞋可以很好地分散孕妈妈双脚的压力，减轻胎儿体重增加对脚跟造成的压力，将身体力量平均分散到气垫上，孕妈妈才不会感觉到重心不稳。
○　孕妇鞋底要有防滑设计，并且具有耐磨性，如果孕妈妈本身的鞋子不具有防滑设计，可以购买防滑鞋垫，视需要补强。
○　相比较之前，孕妈妈孕期排汗会有所增多，所以在选购鞋时，尽量购买透气性好、能帮助排汗的鞋款。
○　孕妈妈行动多有不便，尤其是弯腰穿鞋这一动作，所以选择站着就能轻松套入的鞋款为佳，如鞋子上有松紧带或粘贴的设计。
○　此外，在挑选孕妇鞋时可以轻微弯曲鞋底，拉拉鞋面材质，看看鞋子弹性如何，上脚是否舒适，避免鞋头过窄或者鞋子过小而摩擦孕妈妈的双脚。

挑选
孕妇袜

○　孕妈妈在孕期对于袜子的选择，同样也是要舒适、吸汗、不易滑倒的纯棉袜，切忌穿尼龙丝袜，因为它既不吸汗而且很滑。
○　袜口不要太紧，以免影响脚部血液循环。如小腿出现突出的"青筋"并伴有局部肿痛，足踝部明显肿胀，多是因袜口太紧，要及时更换。
○　如果有必要也可以穿着合适的孕妇袜，这是一种专为孕妇设计的，具有促进静脉血液回流心脏功能。

怀孕期间不要穿高跟鞋、尖头鞋等，不仅会加大孕妈妈腰背部肌肉和双脚的负担，而且不利于下肢的血液循环，穿着时间长了，还会引起尿频、骨盆倾斜等，不利于日后分娩。

居室内摆放花草有禁忌

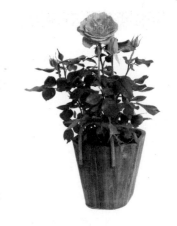

家里摆放花草能使人亲近自然，保持心情愉快，但如果家中有孕妇，摆放花草就要注意了，因为不是所有花草都适合在孕期摆放，有些花草会威胁人体健康，甚至危害到肚里的宝宝。

有的花草会引起孕妈妈过敏，如万年青、五彩球、洋绣球、仙人掌、天竺葵等，这些花草如果与孕妈妈的皮肤直接接触，就可能引起皮肤过敏反应，出现瘙痒、皮肤黏膜水肿等症状。

一些花草具有浓郁的香气，如果摆放在居室内，会引起孕妈妈嗅觉不灵、食欲不振，甚至出现头痛、恶心、呕吐等不适，对保胎安胎不利，如茉莉花、水仙、木兰、丁香、月季等。

还有一些本身有毒的花草，无论家中是否有孕妇，都不建议摆放，如黄杜鹃、郁金香、曼陀罗、夹竹桃等。

使用空调要注意换气、温度适宜

孕妇的新陈代谢较为旺盛，皮肤散发的热量比一般人多，在炎热的夏季尤其喜欢出汗，因此常常借助电扇或空调纳凉，这是必要的，但要注意合理使用。

○　空调使用一段时间后，会积聚灰尘和污垢，产生细菌、病毒，这些有害物质随着空气在室内循环，危害孕妈妈的身体健康。所以使用空调时要注意开窗换气，保持室内空气流通。

○　建议孕妈妈将空调温度设定在26℃左右，不仅体感舒适，而且不会因为忽冷忽热的温差变化而感冒。如果气温不是那么炎热，可以选择传统的降温方式。

孕妈妈出汗较多时，不要马上吹电扇或者直吹空调，因为这时全身的皮肤毛孔疏松，汗腺打开，邪风极易乘虚而入，轻者会造成伤风感冒，重者甚至会高烧不退，危及孕妈妈和胎儿的身体健康。

不宜进出拥挤的公共场所

孕5月时,孕妈妈的肚子已经很明显了,行动也有诸多不便,此时要少去人多拥挤的公共场所,以免被人撞到腹部,发生意外,同时也是为了避免流行性感冒及其他疾病的传染。

像商场、影院等拥挤的公共场所,难免会空气不流通,氧气不足,孕妈妈的耐受性差,很容易出现眼花、恶心等情况;人员密集的地方,所含有的病菌、细菌也较多,稍有不慎孕妈妈就有可能被传染上某种疾病,孕期生病、吃药会对胎儿有不利影响。此外,公交车也是人多拥挤的场所,不仅会有以上危险,还很可能出现道路颠簸、行驶不稳的情况,孕妈妈容易因为激烈的震动、撞击,对胚胎组织造成刺激,而导致流产、早产等不良结果,所以孕妈妈应尽量不坐公交车出行,如果只能乘坐公交车,要尽量错开高峰期,以免人多拥挤。

避免体重增长过快

怀孕后孕妈妈由于生理上需求,必须适当增加营养,但也不能吃得过多,使体重无限制地增加,否则会增加孕期并发症的发生风险,所以孕妈妈要理智进食,合理增重。

○ 常称体重,当体重增加过快时要控制体重。可以用蔬菜、水果等低热量、高营养的食物代替部分主食,以便控制体重合理增长。

○ 饮食要有规律,做到细嚼慢咽,少吃零食和宵夜,特别是在睡觉前的2小时左右,不宜进食。

○ 为了合理进食,可以用小盘子盛装食物,或实行分餐制;烹饪方式应少煎炸,多蒸煮,既健康又少油;同时还要有意识地减少甜食和富含糖类食物的摄入。

○ 注意身体锻炼,在自身条件允许的情况下,孕妈妈可以进行一些锻炼,如散步、孕期瑜伽、游泳等,既能控制孕妈妈本身的体重,又不会影响胎儿的生长。

　　胎宝宝生长发育到5个月时，胎动更加活跃，心跳也更加有力，感知功能明显提高，对外界传入刺激信号的接受能力大大增强。而且，准爸爸和孕妈妈都已经能感觉到胎动了，所以，不妨抓住这段时间，多和宝宝进行互动吧！

轻抚肚皮，让宝宝感受你的爱

　　准爸妈可以经常给宝宝进行抚摸胎教，一方面可以锻炼胎儿皮肤的触觉，并通过触觉神经感受体外的刺激，从而促进大脑细胞和智力的发育；另一方面可以激发胎儿活动的积极性，促进运动神经的发育。

　　刚开始做抚摸胎教时，胎儿的反应较小，准爸妈可以先用手在腹部轻轻顺着一个方向直线抚摸，然后再用手指在胎儿的身体上轻压一下，给他适当的刺激；当宝宝习惯后，反应会越发明显，准爸妈在抚摸时可以跟着宝宝的节奏，他踢到哪里就按哪里，重复几次后，换一个宝宝没有踢到的地方按压，引导宝宝去踢，慢慢地胎儿就能跟上爸爸妈妈的节奏，按到哪就踢到哪儿。

画一画宝宝以后的样子

　　从胎教的角度来看，准爸妈的想象非同小可，它能通过意念构成胎教的重要因素，转化渗透在胎宝宝的身心感受之中，影响他的成长过程。

　　准爸妈此时可以互相讨论一下胎宝宝以后的样子，可以想一想他会长着什么样的鼻子、嘴巴，还可以讨论一下他会有多健康、多聪明，如果能动笔画一画就再好不过了。在画与说的过程中不仅能够将自己的意念传递给胎儿，与宝贝做一次互动，还能留作宝宝出生以后的一份礼物。准爸妈要尽可能想象一切美好、健康、积极的因素，用自己的意念完成理想中胎儿形象的塑造。要相信，父母和胎儿是心有灵犀的，美好的意念能让胎儿长得更完美。

No.6 "孕"事答疑

怀孕后的身体变化会让孕妈妈产生各种各样的疑问，突然牙疼怎么办？做羊膜腔穿刺检查会有危险吗？为了达到健康孕育，舒适度过孕中期的目的，孕妈妈要对这些孕期疑惑有所了解才可以。

突然牙疼怎么办？

根据数据统计，有 80% 的女性在怀孕的时候会出现牙科并发症，其中包括牙疼。但孕期不能随便用药，如果不及时治疗，又会影响自己和胎儿。那突然牙疼该怎么办呢？

○ 治疗牙齿的时候，可能会用到止痛药、镇静剂、抗生素等，对于这些药物的使用一定要遵医嘱。

○ 某些牙齿疾病的治疗中可能会需要照射 X 光，孕妇最好尽量避免，如果必须要做，一定要穿防护铅衣，尤其要保护好腹部。

怎么在家自测胎动？

每个胎儿的活动量不同，有的好动有的好静，但只要孕妈妈细心察觉，就能掌握胎儿的运动规律，然后根据此规律来监测胎动，从而知道胎儿在子宫内的安危状况。

○ 孕妈妈可以每天监测胎动，选择在胎儿胎动较频繁的时间段，采取左侧卧姿势，记录 10 次胎动所需的时间，若小于 2 小时表示正常；如果大于 2 小时，需要到医院做进一步检查。

○ 孕妈妈每天分别在早、中、晚各利用 1 小时的时间测量胎动，然后将 3 小时的胎动次数相加乘以 4，即为 12 小时胎动次数，如果此结果大于 12 次，表示正常；如果少于 10 次，就属于胎动减少，应仔细查找原因，必要时要到医院进行胎心监测。

做羊膜腔穿刺检查会有危险吗？

羊膜腔穿刺检查虽然是侵入性的检查，但是其穿刺过程全部由超声波监控，操作技术已经非常成熟，损伤到胎心的可能微乎其微。而且，在孕中期，孕妈妈的羊水量至少会有 400 毫升以上，而羊膜穿刺时只需要抽取 20 毫升左右的羊水，且之后胎儿还会再制造羊水，因此，危险性极低。

突然感冒、发高烧，有什么好的处理方法吗？

如果是很常见的普通感冒，比较安全、简便的方法就是在家休养，同时注意多喝白开水、清淡饮食、保证营养供给，直至感冒不药而愈。如果感冒发烧的症状比较严重，还是应该及时送医处理。孕期感冒，吃不吃药、吃什么药都可能影响到胎儿安全，最好在医生的指导下用药。

我的体重增加较多，会不会引起什么问题？

在怀孕期间，孕妈妈一般平均会增重 12 千克，双胞胎妈妈可能会增重 18 千克左右。这其中，包含了羊水、胎盘及胎儿的重量、孕妈妈自身血容量的增加，以及乳房、子宫、脂肪等的增加。体重增加过快或过慢、过多或过少都会影响母体及胎儿的健康。一般来说，体重过低可能会造成营养不良，增加低体重儿出生的概率；体重过重可能会增加巨大儿的出生概率，还会导致分娩困难，增加难产的概率，产后体形恢复也会比较慢或困难。想要将孕期体重控制在正常范围之内，除了保持均衡膳食和良好的作息习惯之外，还应注意适度锻炼（在医生的指导下进行）。

孕期适合做哪些锻炼？一周几次合适？

散步、游泳、瑜伽等轻柔的运动，有助于缓解紧张情绪，加强关节的活动能力，改善循环和呼吸功能，适合孕妇进行。运动可以每天都进行，或每周进行 3 ~ 4 次，只要身体觉得舒适就好。但运动要服从身体的需要，如果身体承受不了，最好停下来休息。

总是感到闷热烦躁，是什么原因？

怀孕期间，由于全身血流量增大，很多孕妇都会感觉到发热、容易出汗。因此，在皮肤松软的部位，如腹股沟、乳房下方等，易出现皮疹。应注意勤换洗衣物，以保持身体各部位干净、清爽。另外，应注意控制体重，体重过重会增加燥热感和不舒适感。

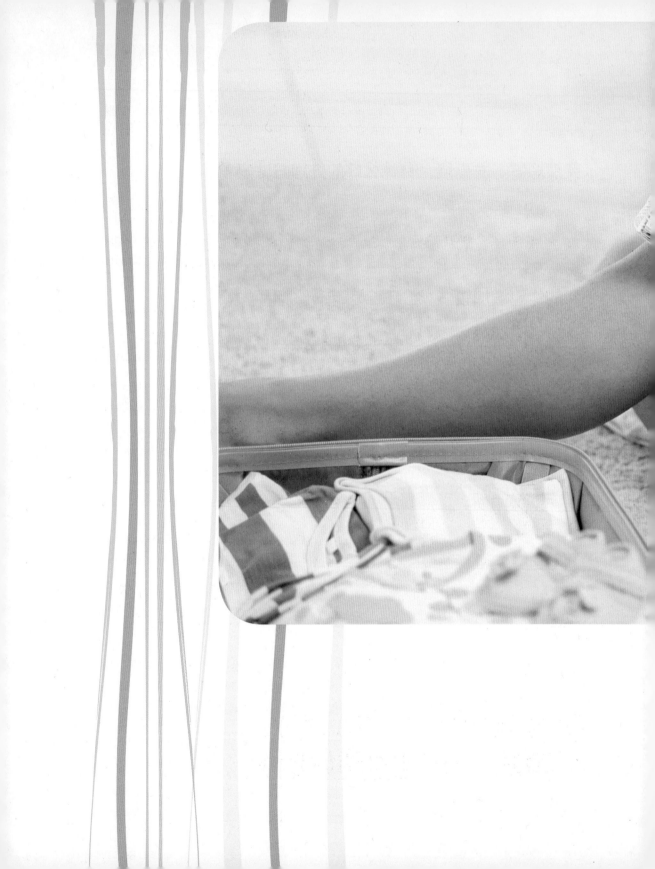

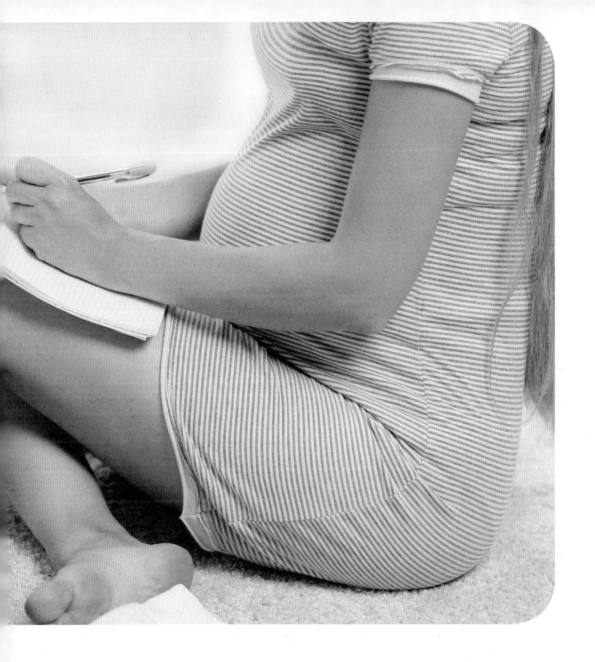

Chapter 6
孕6月（21～24周）：
"孕味"十足的美好时光

No.1　怀孕周记

越来越明显的小生命，会让孕妈妈的幸福感也越来越真切。此时，虽然多少会有一些不适，不过孕妈妈的身体与心情都趋于稳定，愈发能感觉到孕期生活的美好。运动、胎教、旅游，行动起来吧！

胎宝宝的发育情况

胎儿脸上各部位都已基本发育成形，手脚开始伸展，身体也顺利成形，全身比例比以前显得更为匀称，身体的动作也越来越协调。如果仔细观察胎动会发现，宝宝的睡眠模式已经固定下来，活动与睡眠的时间互相交替，更有规律了。

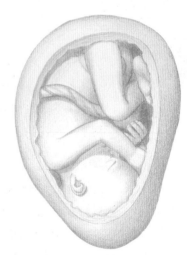

1　孕21周：悠闲的"鱼儿"

肌肉和神经已经发育，加上羊水量的增多，胎儿能够在羊水中更加自如地活动。如果子宫收缩或受到外界的压迫，胎儿就会猛踢子宫壁，把信息传递给孕妈妈。

2　孕22周：像个"小老头"

体重开始大幅度增加。手部的小动作开始多了起来。身上变得滑溜溜的，开始出现胎脂，胎脂可以保护胎儿。胎儿的皮肤看上去红红的、皱皱的，像个"小老头"。

3　孕23周：身体越来越匀称

胎儿身长约28厘米，重约500克，看起来已经是个微型宝宝了。咳嗽、皱眉、打嗝、眯眼、吮吸拇指、吞咽羊水等动作越来越熟练。听力已经形成，熟睡时会被外界声音吵醒。

4　孕24周：胎动变得有规律

皮肤薄且有很多小皱纹，浑身覆盖着细细的胎毛。胎动变得有规律、有节奏，一般明显的胎动1小时不少于3～5次。

孕妈妈的生理变化

已经怀孕 6 个月了，随着身体的越发笨重，很多孕妈妈可能会产生一种错觉——似乎已经度过了一个相当漫长的孕期。同时，内心开始期盼宝宝的出生。这种想法的产生与生理和心理都有关系，如果可以不妨安排一次孕期旅行吧，对自己和胎宝宝都有益处。

① 孕 21 周：容易疲劳

日益增大的子宫压迫肺部，孕妈妈可能会觉得比平时更易疲劳，特别是爬楼梯时，走不了几级台阶就会气喘吁吁。胎动次数更为频繁，尤其是在入睡前。此时，孕妈妈出汗会比较多，体温也明显上升。

② 孕 22 周：身体越来越笨重

孕妈妈的身体越来越重，这一阶段可能会出现子宫肌肉伸缩引起腹部疼痛，是正常现象，建议放缓行动。有些孕妈妈乳房会分泌初乳。

③ 孕 23 周：容易"烧心"

体重大约每周增加 300 克。增大的腹部影响消化系统，可能有消化不良或胃部灼热感，注意控制饮食。若发现分泌物略有增多，是正常现象，无须担心。

④ 孕 24 周：宫高接近 20 厘米

孕妈妈的乳腺功能发达，子宫进一步增大，宫高接近 20 厘米，子宫底已高达脐部，用手就能明确判断子宫位置。一些孕妈妈会出现刷牙时牙龈出血的现象。便秘症状加重，应注意适当运动。

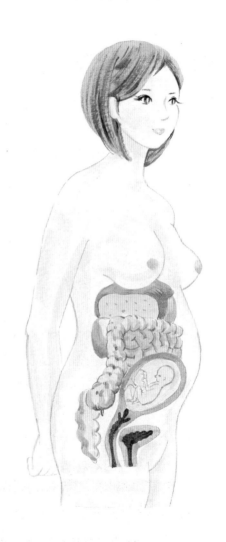

孕妈妈细节备忘

　　身体逐渐变得笨重，孕妈妈一定要注意日常姿势和出行安全。饮食上应加大对钙、铁、蛋白质等营养元素的补充，以满足胎儿的发育需求。

- ○　这一阶段容易出现贫血，可多吃富含铁的食物，适当喝些孕妇奶粉，要注意均衡饮食、适量饮食，多吃蔬菜和水果，摄取充足的水分，同时注意控制体重的增长速度。
- ○　记录胎动规律，监测胎儿健康。
- ○　职场妈妈应注意工作间隙做一些简单的伸展运动。
- ○　每天睡前用热水泡脚可以预防抽筋，还能让自己拥有好睡眠。
- ○　选择左侧卧睡眠，可以让胎儿在妈妈的肚子里更舒服，孕妈妈自己也会睡得更香。
- ○　出现皮肤瘙痒别轻视，可能是胆汁淤积，要及时到医院检查。
- ○　做好胸部保养，为以后哺乳做好准备。

准爸爸必修课

　　孕妈妈的肚子越来越大，准爸爸要在生活上对妻子多加照顾，给妻子准备可口的饭菜、和妻子一起做运动、给妻子按摩等，让孕妈妈的孕期生活更为舒适。

- ○　学会测宫高和腹围，在两次产检的中间帮助孕妈妈测一次，以便及时发现问题。
- ○　帮助孕妈妈选择和播放胎教音乐，也可以哼些快乐的歌曲给宝宝听。
- ○　尽可能地抽空陪孕妈妈一起做产检，还要保障妻子的出行安全。
- ○　督促孕妈妈做运动，如果孕妈妈情绪慵懒，不妨陪着孕妈妈一起运动。
- ○　当孕妈妈感觉到腰酸、腿抽筋时，准爸爸要化身按摩师，帮助孕妈妈做按摩。
- ○　协助妻子翻身，避免让妻子做危险动作。
- ○　多夸赞妻子，协助妻子排解烦闷、忧郁等不良情绪。

No.2 产检安排

本阶段需重点关注大排畸检查。大排畸检查是指通过彩超了解胎儿的组织器官发育情况，排除胎儿可能出现的先天发育畸形情况。

B 超大排畸检查

怀孕 20 ~ 24 周是做大排畸检查的最佳时机，因为此时胎儿在子宫内的活动空间较大，图像显影较为清晰。过早做大排畸检查，成像不清楚，会影响医生的判断；太晚做检查，胎儿慢慢长大会使得子宫内空间变小，从而无法看清宝贝的全部情况。

大排畸彩超检查能够清楚地显示胎儿各腑脏器官的情况，检查胎儿的头部、四肢和脊柱等部位是否有发育畸形的情况。一般来说，大排畸检查能够查出胎儿是否患有先天性心脏病、唇腭裂、水肿胎、多指（趾）、脊柱裂等畸形。准爸爸和孕妈妈拿到彩超检查报告单后，可以从胎头、胎动、股骨长等方面来看懂报告单。

- ○ 胎头：轮廓完整为正常，缺损、变形为异常。
- ○ 胎动：报告单上显示"有、强"为正常；显示"无、弱"则可能是宝宝正在睡觉，也可能是异常。
- ○ 胎盘：胎盘正常的厚度为 2.5 ~ 5 厘米。
- ○ 股骨长：正常值与相应怀孕月份的 BPD 值差 2 ~ 3 厘米。
- ○ 羊水：羊水深度在 3 ~ 7 厘米即为正常，其他范围则属于异常。
- ○ 脊柱：宝贝脊柱连续即为正常，缺损则为异常。

此次做 B 超大排畸检查时，不需要憋尿，检查前还需排空尿液。做大排畸检查，要求宝宝是活动的状态，若宝宝是睡眠状态则会影响 B 超效果。因此，孕妈妈做检查前可以散步 20 分钟或是吃点东西，让宝宝处于活跃状态。

B 超羊水量检查

B 超羊水量检查并不是所有人都要做的，孕妈妈在前期检查中发现羊水多或血清甲胎蛋白高，就需要关注羊水量。通常，羊水量会随着怀孕周数的增加而发生变化。到了孕中期，如果羊水量仍然过多，提示可能存在胎儿畸形或者孕妈妈高血糖。有此情况的孕妈妈要适时进行相关检查。

进入孕6月，胎宝宝的生长速度明显加快，孕妈妈所需的营养也需要增加。在这一个月中，孕妈妈一方面要补充大量需要的营养素，一方面又要兼顾营养结构的合理均衡，同时还要提防热量的过多摄入，以免导致肥胖。

需重点补充的营养素

胎宝宝6个月大时，处于发育的高峰期，通过胎盘吸收的营养是初孕时的五六倍，孕妈妈需要补充大量的蛋白质、脂肪、铁、维生素等营养，才能保证胎宝宝的营养需求。

○ 蛋白质

本月胎宝宝身体各器官进入快速发育期，需要更多的蛋白质来提供营养。孕妈妈应注意摄入鸡蛋、猪瘦肉、鸡肉、牛肉、鱼类、豆制品、小米等含有丰富蛋白质的食物。

○ 脂肪

脂肪是构成脑组织非常重要的营养物质，在胎宝宝大脑快速发育的本月，孕妈妈必须保证摄入足够的脂肪。脂肪的补充一般占到总热量的25%即可，不可过多，以免引起肥胖。

○ 铁

本月因胎宝宝生长与孕妈妈自身血容量增加，对铁元素的需求也在增加。孕妈妈要多吃瘦肉、动物肝脏和血类等富含铁的食物，并搭配食用富含维生素C的新鲜蔬果，以促进铁的吸收。

○ 维生素 B_{12}

维生素 B_{12} 可以缓解孕妈妈焦虑、恐惧的情绪，还能促进红细胞形成及再生，对预防贫血有一定的作用。含维生素 B_{12} 丰富的食物有肉类、动物肝脏、鱼、禽、贝壳类及蛋类。

○ 膳食纤维

适当摄入新鲜蔬菜、大麦、小麦、小米等含有丰富膳食纤维的食物，可促进肠道蠕动和排便，缓解便秘症状。

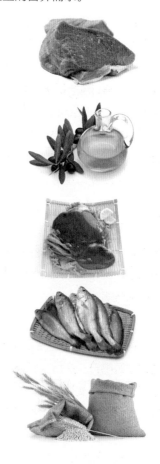

孕 21 ~ 24 周饮食细则

这一时期既是胎宝宝快速生长的时期，也是孕妈妈很容易长肉的时期，因此这个月的饮食应该在保证孕妈妈营养的同时，控制好孕妈妈的体重增长，防止增长过快，导致肥胖超重。

○ 多吃新鲜蔬菜

怀孕 6 个月时，孕妇需要的营养更多，而蔬菜和水果所含营养素非常丰富。更重要的是，蔬菜和水果中含有有益于胎宝宝的抗氧化剂，可以有效保护胎宝宝大脑纤维。一般来说，颜色越深的蔬菜抗氧化剂的含量越高，孕妈妈应常吃深绿色多叶蔬菜。另外，水果中含有大量维生素和微量元素，可以帮助孕妇保持体力，防止因缺水造成的疲劳，还能增强机体抵抗力，加强新陈代谢。

○ 水果首选低糖的

本月是妊娠糖尿病的高发时期，孕妈妈应尽量少吃高糖食物。高糖饮食容易导致孕妈妈患妊娠糖尿病，胎宝宝长期处于母体高血糖所致的高胰岛素血症环境中，容易使胎宝宝躯干过度发育，就会增加巨大儿发生的可能性。患有妊娠糖尿病的孕妈妈导致胎宝宝畸形的可能性也更大。为了控制糖分的摄入，孕妈妈应尽量少吃荔枝、桂圆、甘蔗等糖分高的水果，首选樱桃、草莓、菠萝等糖分低的水果。同时，还要控制水果的摄入量，每天以200 ~ 400 克为宜。

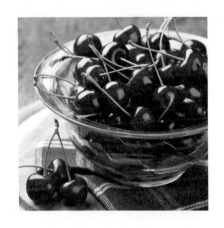

○ 吃零食要有节制

早孕反应消失后，孕妈妈的胃口会变得越来越好，家人可以为孕妈妈准备一些干果、水果、果干、全麦面包等食物作为零食，既能当作加餐缓解饥饿，还能补充营养。但孕妈妈每日要注意摄入量，不能没有节制地吃零食，因为许多零食的热量、脂肪、盐分都比较高，摄入过多容易导致孕期疾病的发生。

○ 注意防止营养过剩

孕妈妈和胎宝宝在孕期需要摄入的营养是有限的，只要满足身体需要即可，营养过剩容易造成孕妈妈自身疾病，多余的营养还可能让胎宝宝成为巨大儿，为分娩增加困难。因此孕妈妈在孕期要注意饮食结构，多吃主食、肉类、蛋、奶制品、绿色蔬菜等，多补充膳食纤维、胡萝卜素等，每日补充的蛋白质不要超过 100 克。

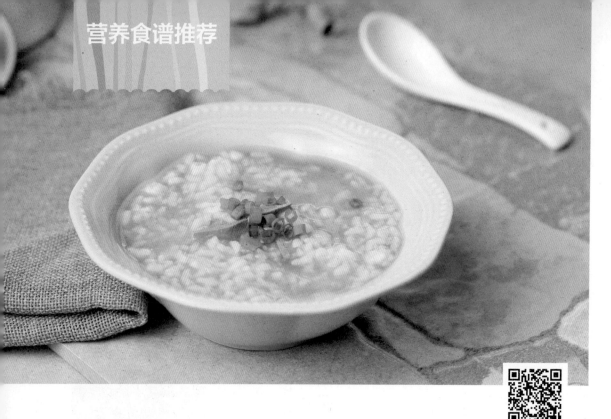

鸡肝粥

扫扫二维码
同步学做菜

原料 ----------------------

鸡肝200克，水发大米500克，姜丝、葱花各少许

调料 ----------------------

盐1克，生抽5毫升

做法 ----------------------

1 洗净的鸡肝切条。

2 砂锅注水，倒入泡好的大米，拌匀。

3 加盖，用大火煮开后转小火续煮40分钟至熟软。

4 揭盖，倒入切好的鸡肝，拌匀。

5 加入姜丝，拌匀，放入盐、生抽，拌匀。

6 加盖，稍煮5分钟至鸡肝熟透。

7 揭盖，放入葱花，拌匀。

8 关火后盛出煮好的鸡肝粥，装碗即可。

玉米胡萝卜鸡肉汤

原料

鸡肉块350克，玉米块
170克，胡萝卜120克，
姜片少许

调料

盐、鸡粉各3克，料酒
适量

做法

1 洗净的胡萝卜切开，改切成小块，备用。

2 锅中注入适量清水烧开，倒入洗净的鸡肉块，加入料酒，拌匀。

3 用大火煮沸，余去血水，撇去浮沫，把余好的鸡肉捞出，沥干待用。

4 砂锅中注入适量清水烧开，倒入余过水的鸡肉。

5 放入胡萝卜、玉米块，撒入姜片，淋入料酒，拌匀。

6 盖上盖，烧开后用小火煮约1小时至食材熟透。

7 揭盖，放入适量盐、鸡粉，拌匀调味，关火后盛出煮好的鸡肉汤即可。

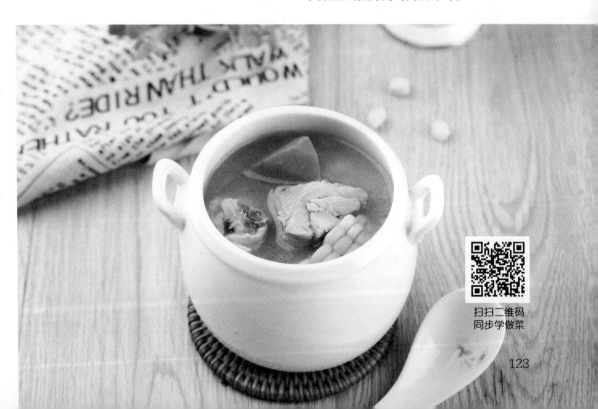

扫扫二维码
同步学做菜

123

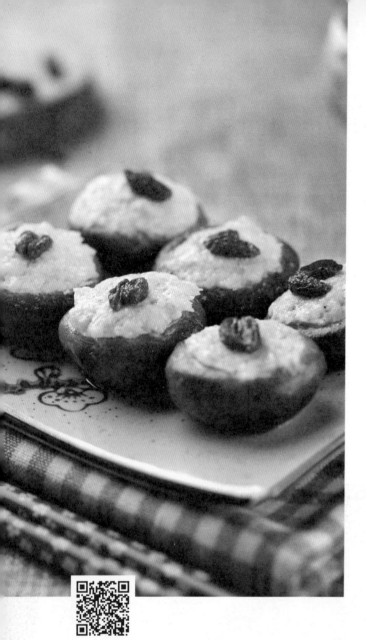

香菇酿肉

原料 -

肉末100克，香菇75克，
枸杞适量，姜末少许

调料 -

食用油少许，盐、生粉
各适量

做法 -

1　将肉末、姜末、盐、生粉倒入碗
中调味拌匀，制成肉馅。

2　锅中注水烧开，放入少许盐，倒
入洗净的香菇，焯水片刻。

3　捞出香菇，装碗备用。

4　取香菇，在菌盖的褶皱处抹上生
粉，放上肉馅捏紧。

5　将食材摆在蒸盘中，撒上洗净的
枸杞，酿制好。

6　蒸锅上火烧开，放入蒸盘，蒸约
8分钟，出锅即可。

扫扫二维码
同步学做菜

核桃油玉米沙拉

原料

玉米粒100克，豌豆70克，马蹄肉90克，胡萝卜65克，核桃仁200克

调料

盐3克，白糖2克

做法

1 将洗净去皮的胡萝卜切成丁，洗净的马蹄切成小方块。

2 将备好的榨油机接通电源，预热5分钟，放入核桃仁，启动机器，榨出油。

3 断电后，倒出滤好的核桃油，放凉待用。

4 电陶炉接通电源，放上炒锅，注入适量清水烧开，倒入洗净的玉米粒和豌豆，加入少许盐，搅拌匀、略煮。

5 倒入胡萝卜丁，搅匀，再焯一会儿，至食材断生，捞出食材，待用。

6 取一大碗，倒入焯好的食材，放入马蹄。

7 加入少许盐、白糖，倒入适量核桃油，快速拌一会儿，至糖分完全融化即可。

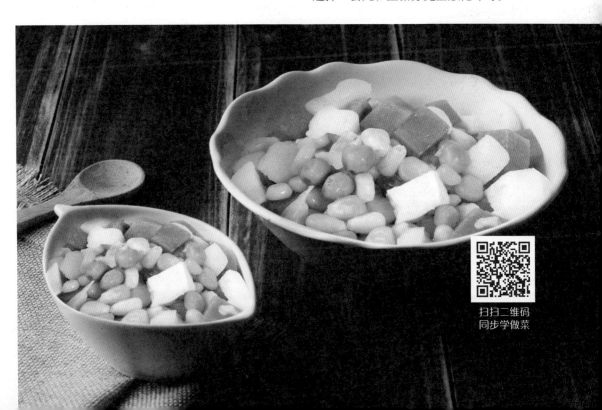

扫扫二维码
同步学做菜

No.4　日常起居指南

到了孕6月，由于子宫不断增大，孕妈妈开始呈现"大腹便便"的样子，日常生活中会有很多不方便的地方，要注意的地方也多了。以下就是一些日常起居需要注意的地方，孕妈妈及其家人要多加留意，以确保孕妈妈自己和胎宝宝的健康。

肚子变硬可能是假宫缩，不用担心

怀孕6个月以后，由于子宫较敏感，会出现不规则的子宫收缩。这种宫缩无规律性、无周期性、持续时间短、力量弱，有时会使孕妈妈感到肚子发硬、发紧，但不会有疼痛感，也不能使子宫颈张开，不是临产的表示，这就是假宫缩。

假宫缩常发生于孕妈妈长久保持一个姿势不动时，不会出现得很频繁，一般对胎宝宝没有什么影响，孕妈妈不必担心。孕妈妈可以多做深呼吸，或者喝一些水，以及变换一下姿势，都能够得到缓解。但如果孕妈妈出现了下列情况之一，就一定要立刻就医：宫缩频繁且伴随疼痛；1小时之内宫缩出现4次以上；阴道出血；阴道分泌物带有血丝或呈粉红色；腹部有下坠感；后腰明显疼痛等。

平时多侧卧，不宜平躺

怀孕6个月时，随着子宫增大，孕妈妈的腹部已经明显凸起。如果孕妈妈这时采取仰卧位睡觉，增大的子宫压在子宫后方的主动脉上，子宫的供血量会明显减少，可直接影响胎宝宝的营养和发育；增大的子宫还可能压迫下腔静脉，减少回到心脏的血流量，使孕妈妈出现胸闷、头晕、恶心、呕吐、血压下降等现象。因此，孕妈妈平时应以侧卧为主。

准爸妈注意做好家庭胎心监护

除了进行定期产检，准爸妈在家可以使用小型多普勒胎心监护仪或家用胎心听诊器做好家庭胎心监护，这样可以早发现问题早就医。做胎心监护时不要空腹，最好挑选一天中胎动最频繁的时段进行，孕妈妈可以选取比较舒适的姿势，但不要平卧。

随体型更换衣物

随着孕妈妈的体型变化，这时候就要选择合适的衣物了。孕妈妈穿上适宜的衣物，可以令自己舒适、美观，也会使得心情愉快，更有自信。

○ 孕妇服的选择以宽大柔软、方便舒适，衣服前面为系带或扣子的为主。

○ 孕期变化较大的还有胸部，孕妈妈应根据乳房的大小和形状，选择无钢圈、透气性好，且罩杯的下方有较宽的松紧带的乳罩。

○ 内裤要有足够的弹性，以适应不断变大的腹部，但不能太紧，以免造成腹部下垂、胎位不正。

○ 裤子的选择以既舒适又无约束的运动裤和背带裤为宜。

○ 鞋子选择舒适的低跟鞋，以紧口的布鞋为宜，且尽量避免穿系鞋带的鞋。鞋子的选择尤其要注重防滑，不要穿高跟鞋。

注意远离电磁辐射

生活中有不少电器会产生电磁辐射，给健康带来不良影响，孕妈妈应注意有技巧地远离电磁辐射，以减轻对自身和胎宝宝的损害。

○ 孕妈妈一天使用电脑不可超过 6 小时，每小时需离开休息 15 分钟；使用电脑时，应尽量与电脑保持 70 厘米以上的距离，并且使用后必须立即远离。

○ 职场孕妈妈要尽量避免靠近或使用打印机、复印机；如确实必须使用，就要多吃富含维生素 E 的食物，以提高身体的防护能力。

○ 手机通话每天不宜超过半小时，如无特殊情况，尽量不要常将手机带在身边。

○ 使用吹风机时，尽量与头部保持 15 厘米以上的距离；与音响、电冰箱保持 1 米以上距离；与电视、空调和运作中的微波炉保持 2 米以上距离。

○ 电器不使用时可以拔掉插头，除了可以避免多余电磁波辐射，还能够省电。

坚持做适量有氧运动

到了孕 6 月，孕妈妈和胎宝宝处于稳定期，孕妈妈可以坚持做适量有氧运动。这个时期适宜孕妈妈的运动有爬楼梯、散步、踩自行车、游泳、孕妇体操等，运动宜以适度出汗但不过于疲劳为度。另外，由于腹部膨大，孕妈妈做弯腰俯身动作时需要多加注意，选择运动方式时可先咨询妇产科医生，得到许可后再进行。

游泳

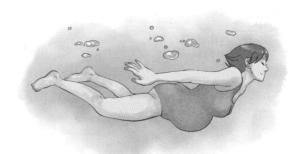

游泳是较适合孕妈妈的运动之一，除了安全、舒适、活动量适中外，还能锻炼腹部、腰部及腿部力量，增加肺活量，提高身体的协调性；水的浮力还可以减轻身体负担，帮助肌肉放松，促进血液流通，从而缓解或消除孕期常见的腰背痛症状。

○ 场地的选择。选择一个卫生条件好、人少，没有阳光直射的游泳池，最好是配备有专职医务人员的游泳场所。

○ 水温、水质的要求。泳池里的水温最好在 30℃左右，水太冷容易使肌肉发生痉挛，水温太高则会使体温升高，影响胎宝宝健康。孕妇游泳对水质要求较高，游泳池的水必须经过严格消毒，如果某些细菌含量超标，就有可能引发妇科炎症，一旦用药治疗还有可能对胎宝宝发育造成不良影响。

○ 游泳前的准备。下水前要先做热身运动，以防意外发生。入水时千万不可纵身跳水。

○ 游泳时间。孕妈妈游泳的时间以 1 小时以内为宜，锻炼时段选择上午 10 ~ 12 点比较好。

○ 游泳的姿势。游泳时动作要稳健和缓，最好选择仰泳，在水中漂浮、轻轻打水等锻炼姿势，不能使用蛙泳姿势。

凡有流产史、早产史、慢性高血压、心脏病、癫痫或妊娠期并发症的孕妈妈都不宜游泳。游泳过程中或游泳后如果感到腹部疼痛，发现出血现象，要立即停止运动，并且马上就医。

孕妇体操——箭步蹲

练习这套动作可以锻炼孕妈妈的腰部及腿部力量,增强平衡感;同时还能有效收紧大腿前后侧赘肉,大大提升臀部线条,使孕妈妈保持更好的孕期姿态。

1 双脚分开与髋同宽,脚掌内侧保持平行,左手扶球,右手放于髋关节,屈双膝,背部保持向上延展,没有塌陷。

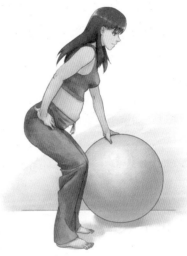

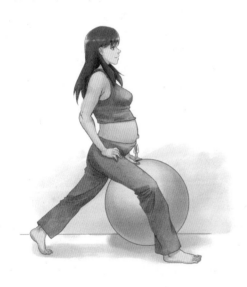

2 左脚向后打开90厘米左右的长度,脚跟抬起,感觉足弓的力量,吸气,拉伸脊椎向上,背部尽量向上立直,可保持双腿伸直或微弯曲。

3 呼气,屈双膝向下蹲,两条腿尽量弯曲90度,左膝盖不着地,右膝盖停在脚踝的正上方,左手可借助球的支撑稳定身体,不要前倾。吸气时向上站起,球会随着上下的移动有滚动。随着呼吸的节奏,一侧做蹲起6~8次,在最后一次的下蹲当中,可停留2组呼吸。做完换腿重复动作。

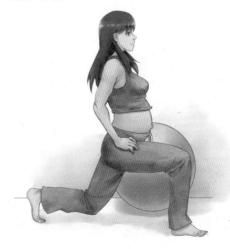

可以安排一次孕期旅行

旅行是调节心情的好方法，孕妈妈和准爸爸一起来一次孕期旅行，不仅能让孕妈妈放松身心，舒缓紧张和焦虑的情绪，还能增进夫妻感情，对胎宝宝的健康成长也是有益的。

孕中期是进行旅行的好时机

孕中期，胎宝宝进入了相对稳定的发育期，孕妈妈的早孕反应基本消失，身体还不是十分沉重，是适合进行孕期旅行的好时机。但如果有出血、早产以及其他可能的危险因素存在时，孕妈妈就还是尽量不要出远门了。

孕期旅行需要注意的事项

孕妇是一个特殊的群体，在孕期旅行期间，有很多注意事项，需要引起孕妈妈的重视：

○ 衣：在出发前必须查明旅游地区的天气情况，带上合适的衣物。如果是冬天出行，以穿脱方便的保暖衣物为宜；若目的地天气较热，遮阳帽、防晒衣必不可少。另外，建议穿舒适的平底鞋，必要时可以使用托腹带和弹力袜，减轻疲劳。

○ 食：旅行途中尽量避免吃生冷、不干净的食物，以免引起消化不良，加重孕期不适。另外，可以多吃些当季的水果和蔬菜，多喝水。

○ 住：避免居住在环境和卫生条件差的地方，尽量选择交通方便的大酒店入住。

○ 行：出游前要制订合理的出行计划，不要将行程安排得十分紧凑，以免身体过度疲劳，保证充分的休息。此外，孕妈妈不宜独自出游，旅行途中要有亲友在身边陪伴。

不宜将打麻将当消遣

打麻将时，孕妈妈往往自主神经高度紧张，激素分泌异常，加上其场所多充满二手烟，这些恶劣刺激将增加孕妈妈罹患呼吸道疾病的危险，并对胎宝宝大脑发育造成损害。而且孕妈妈长时间固定坐姿，容易引起厌食、便秘、痔疮、下肢静脉曲张和严重水肿。孕妈妈可以选择看书、听音乐、与朋友聊天等方式休闲。

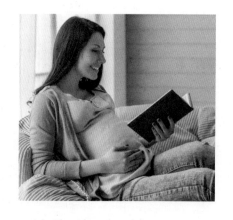

预防静脉曲张有妙招

　　孕中期是静脉曲张现象出现的高发期。怀孕后，子宫需要大量的血液供应，使盆腔静脉和髂内静脉血液回流增加，导致静脉内的压力增大，使下肢薄壁静脉异常扩张；再加上随着子宫的增大，静脉受到压迫，使血液回流受阻，因而容易造成下肢静脉曲张。

　　静脉曲张在短期内对孕妈妈和胎宝宝是无害的。但是，静脉曲张会引起孕妈妈皮肤发痒、疼痛、酸麻和疲倦，而且外阴部的静脉曲张在分娩时容易发生静脉破裂和出血，孕妈妈应积极预防。

经常活动双腿

　　避免久站或久坐，经常活动双腿，促进血液循环。职场孕妈妈在工作间隙应适当起身活动，坐着时可垫高双脚。

睡觉时采用左侧卧位

　　在休息和睡觉时，宜采用左侧卧位，并适当垫高腿部，有利于下肢静脉的血液循环，减轻静脉曲张的症状。

不要穿紧身衣物

　　孕妈妈的鞋子、袜子、腰带、裤子都应宽松、舒适，不能过紧，鞋子最好是平底布鞋或运动鞋。

穿着医用弹性袜

　　怀孕后可穿上医用弹性袜，以预防和缓解静脉曲张。如果已经出现静脉曲张，要经常由下往上进行部位按摩。

控制体重

　　超重会增加身体的负担，使静脉曲张更严重。孕妈妈应合理饮食，并做到低脂、少盐、少糖，注意适量活动。

避免高温

　　高温会使血管扩张，加重病情。洗澡时水温与体温保持一致为宜；不要长时间晒太阳或靠近电暖炉等热源。

做好乳房护理

　　随着孕激素分泌增加，孕妈妈的乳房继续胀大，乳头、乳晕颜色加深，部分孕妈妈的乳房可能会分泌少量初乳，在乳头上结成痂，另外乳头凹陷的症状开始出现，此时的乳房护理极为重要。

每天清洁乳房

每天坚持用温水擦洗乳房，然后涂抹植物油，待乳头上的乳痂软化后将其清除掉，再用温热的毛巾将乳房表面的皮肤清洁干净，然后涂点润肤露。

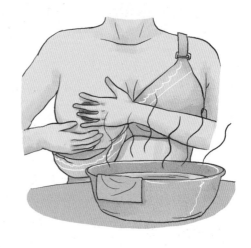

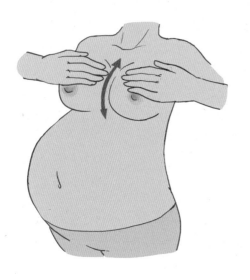

进行乳房按摩

从孕中期开始，孕妈妈的乳腺组织迅速增长，可进行乳房按摩，使乳房内部组织疏松，促进乳腺管畅通。每天早上起床和晚上睡觉前用手由乳房周围向乳头旋转按摩 5 ~ 10 分钟，至乳房皮肤微红为止。

纠正乳头凹陷

有乳头凹陷问题的孕妈妈应及时进行纠正。把两个大拇指放在靠近凹陷乳头的部位，适度用力下压乳房，以突出乳头，然后逐渐从乳晕的位置向外推，重复 4 ~ 5 次，待乳头稍稍突起后，用拇指和食指轻轻捏住乳头根部，向外牵拉。孕妈妈注意用力要轻柔，因为乳头是非常敏感的部位，长时间、反复多次、粗暴地刺激易引起宫缩。

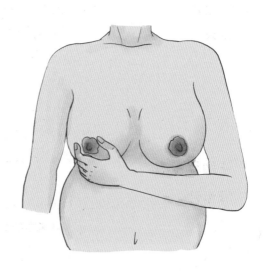

No.5　胎教方案

本月，胎宝宝的身体进一步长大，在子宫里活动越来越频繁了，这是胎宝宝发育良好的标志。此时，孕妈妈的情绪较为平稳，身体上也感觉舒适，正是做胎教的好时机。

与宝宝一起听歌谣

进入孕6月，胎宝宝的各种器官发育都接近成熟，尤其是听力，正适合进行音乐、语言胎教。准爸妈可以选择音质较好的播放器，每天跟宝宝一起听1~2次歌谣，每次15~20分钟。可以选择民谣或儿歌，节奏要平缓、流畅，不宜选用声调太高的歌谣。

需要注意的是，播放器不可以直接放于孕妈妈腹壁上，以免过度刺激胎宝宝的听觉器官，损伤胎宝宝的听觉神经。如果想直接放在腹壁上给宝宝听，可以购买胎教专用的传声器。

孕妈妈应多运动、勤思考

本月，胎宝宝和孕妈妈的状况都比较稳定，适宜做一些简单的运动。一方面有助于孕妈妈控制体重、保持心情愉悦；另一方面还能锻炼身体局部的肌肉力量，让未来分娩更为顺利。

孕妈妈不仅要多运动，还要勤动脑、常学习，保持思维的敏捷性和灵活性，这对胎宝宝语言及思维发展也具有潜移默化的影响。

帮助胎宝宝做运动

孕妈妈除了自己要多运动之外，还可以帮助胎宝宝在子宫里做运动。孕6月时，胎宝宝能在妈妈的羊水里更加自由地活动，进行吞咽、握拳、抬手、伸腿、转身等。如果能帮助胎宝宝在子宫里做运动，比如轻轻拍打腹部，对于宝宝出生后的运动发展有帮助，翻身、爬行、坐立、行走等通常都会明显提前，反应速度也会较快。

进入怀孕第 6 个月，胎宝宝又长大了许多，胎动也越来越明显，许多孕妈妈在欣喜于宝宝的变化之时又生出了新的疑问：宝宝胎动少正常吗？为什么我的肚子还是不显怀？我需要吃孕妇奶粉补充营养吗……

宝宝胎动不是很多正常吗？

胎动受许多因素的影响，包括孕周、羊水多少、孕妈妈的情绪状况及用药情况等，不同孕妈妈的个体差异很大。如果孕妈妈感觉胎宝宝的胎动次数过少，建议先去医院做个孕检，看看胎心监护是不是正常，如果检查的各项结果指标是正常的，就表明胎宝宝是安全的。

肚子非常不显怀，需要调理吗？

一般在妊娠 6 个月时，孕妈妈的体型变化就很明显了，腰部增粗，肚子挺起。但每个孕妈妈的情况是不一样的，有的怀孕到第 6 个月肚子还是不明显，到了 7 个多月才慢慢显怀。只要定期做孕检，孕妈妈和胎宝宝都健康就不用担心，是否需要调理应当听医生的意见。

孕妈妈可以吃孕妇奶粉吗？

孕妇奶粉是专为孕妈妈设计的配方奶粉，孕中期胎宝宝的生长速度加快，孕妈妈可适当食用孕妇奶粉，以补充营养供宝宝的需求。但孕妈妈食用孕妇奶粉要适量，不要为了补充营养就大喝特喝，最好先咨询一下医生，以免造成某些营养素过量。

经常腿抽筋怎么办？

进入孕中期，由于缺钙、久坐或久站、受寒和疲劳等原因，会引起孕妈妈小腿抽筋。为了预防因缺钙引起的腿抽筋，孕妈妈应保证每天摄入足够的钙，可多吃牛奶、大豆制品、蛋类、海产品等含钙丰富的食物，还要多晒太阳以促进钙的吸收，必要时可在医生指导下适度加服钙剂和维生素 D。另外，孕妈妈不要久站或久坐，平时注意进行适量运动，同时要防止过度疲劳。每晚临睡前可用温水洗脚，在洗脚时对小腿肚进行 3 ~ 5 分钟的按摩。如果出现小腿抽筋，可先轻轻地由下向上地按摩小腿肚，再按摩拇趾和整个腿部，若再不缓解，则把脚放在温水盆内，同时热敷小腿，并扳动足部，一般都能使抽筋缓解。

怀孕 22 周，被家里的小狗咬了，有影响吗？

如果家里养的小狗已经按照国家规定，定时打过预防针，孕妈妈又及时去防疫站注射了狂犬疫苗和免疫球蛋白，就不用太担心。不过，孕妈妈还是要注意局部伤口的处理，汲取教训，在和宠物亲密接触时，要注意避免刺激到小动物而发生意外危险。

双腿肿胀难受怎么办？

在这一阶段，很多孕妇都会感觉双腿肿胀难受，尤其是长久站立或坐之后。当你是双胎或多胎孕妇时，这种感觉更是明显。一般，双腿肿胀的情况在怀孕 24 周时会比较明显，孕后期情况会更加严重。孕妈妈平时要注意适当抬高腿部，避免久站或久坐；饮食中控制盐分的摄入量；避免体重增加过快；另外，适当运动能改善周身血液循环，利于水肿症状的缓解。但如果情况严重恶化，一定要及时看医生。

怀孕 6 个月可以游泳吗？

可以的。怀孕 5 个月左右，胎儿的状况已经比较稳定了，此时孕妈妈可以主动参加适度活动。这样不但能控制体重，还能提高身体的抵抗力，改善孕期不适，还可以加强骨盆和腰部的肌肉锻炼，使胎儿在分娩时更容易娩出。游泳是比较好的方式，在水中，孕妈妈还可能放松全身，缓解周身疲劳。游泳时，要注意泳池卫生，游泳时间不能太长，水温要适宜，以免影响胎儿健康。

最近总感觉性欲亢奋，是怎么回事？

孕期有这种感觉是正常的。怀孕后，有些女性会感觉到性欲旺盛，这是由于体内激素分泌引起的。另外，由于生殖区血流量增大，使性欲望与性反应也会相应增强。在这一阶段，如果孕妈妈的身体状况较好，是可以进行适当性生活的。如果肚子不是太大，可采用坐入式。后入式也是比较适合孕期性生活的姿势。但需注意性生活的频率和强度都不能太大，感觉不适时，应暂停性生活。

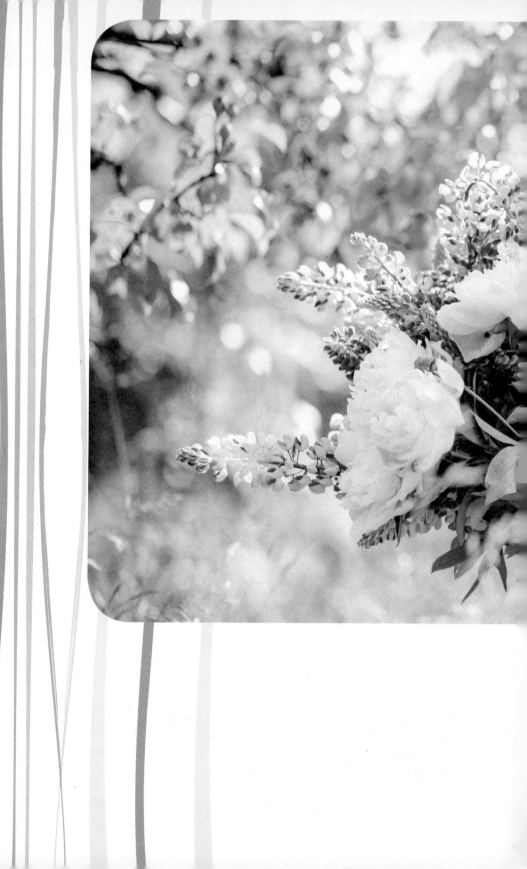

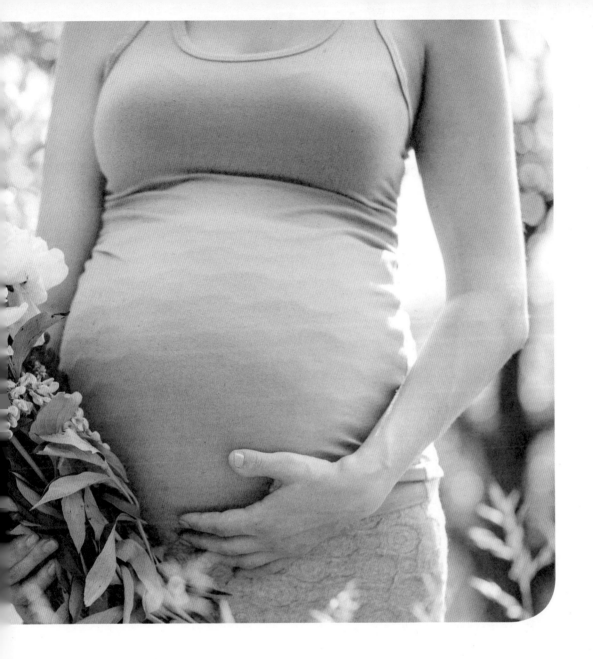

Chapter 7

孕 7 月（25 ~ 28 周）：
大腹便便也幸福

怀孕周记

现在还是处于舒适的孕中期，不过随着肚子的增大，孕妈妈还是会有不少困扰，可胎宝宝却正是大脑和感觉系统发育的关键时期。所以，孕妈妈一定要注意多休息，放松身心，和宝宝一起加油。

胎宝宝的发育情况

此时的胎宝宝由于大脑的急速成长，已经能够靠自己的意识操控身体的动作了。能睁眼闭眼，能感受到光线。如果发出比较大的声响，孕妈妈就能感受到宝宝在肚子里面吓到跳起来的动作。

① 孕 25 周：大脑急速发育

身长约 30 厘米，重约 600 克，在子宫中已经占据了相当多的空间，开始充满整个子宫。大脑发育进入了一个高峰期，大脑细胞迅速增殖分化，体积增大。眼睛已经有了对光亮的感觉。

② 孕 26 周：味觉敏锐

身长 32 厘米左右，体重接近 800 克。大脑思维部分快速发育。此时胎儿已经能感觉到疼痛，味觉感受敏锐。眼睛、嘴唇、鼻孔慢慢形成。内脏的形状和功能已经接近成人的状态。

③ 孕 27 周：能睁眼、闭眼

体重约 900 克。眼睛可以睁开和闭合了，睡眠周期有规律。很多胎儿此时已经长出了胎发。此时，胎儿的大脑已经发育到了一定的水平，听觉神经系统也已经发育完全。

④ 孕 28 周：能感知到光

大脑已相当发达，逐渐可以控制自己的身体了。如果外部有光亮，会对光束有一定的感知。头上有了明显的头发，皮肤逐渐变得平滑起来。男孩的阴囊明显，睾丸已开始由腹部往阴囊下降；女孩的小阴唇、阴核渐渐突起。

孕妈妈的生理变化

肚子越来越大了，由于增大的子宫压迫到盆腔和内脏器官，孕妈妈身体上的各种不适也渐渐开始出现并明显起来：时不时就会感觉到疲劳、腰酸背痛、手脚水肿，便秘进一步加重，尿频、失眠也开始出现了。

1 孕 25 周：身体负担加重

身体越发沉重，心肺要承担更重的负担，手脚也会出现酸痛，应注意劳逸结合。腹部和乳房上会出现妊娠纹，产后会逐渐变淡。一些孕妈妈会感觉到眼睛不适，怕光、发干、发涩。

2 孕 26 周：下肢出现水肿

常常会觉得心神不安，睡眠也变差了。有些孕妈妈开始出现下肢水肿，忌长时间站立或行走，休息或睡觉时可以把脚垫高。此时一定要注意多休息，保持好心情，以帮助身心放松。

3 孕 27 周：容易胸闷气短

子宫接近了肋缘，孕妈妈会觉得气短，这是正常现象。由于子宫的压迫，肠蠕动减慢，便秘现象加重。如果发现乳房分泌出了少量乳汁，这是正常的，需注意做好乳房护理。

4 孕 28 周：当心血压升高

孕程已经过了三分之二，此时身体重心移到腹部下方，血压开始升高，要格外警惕妊娠高血压综合征。睡觉时可以采取侧卧。

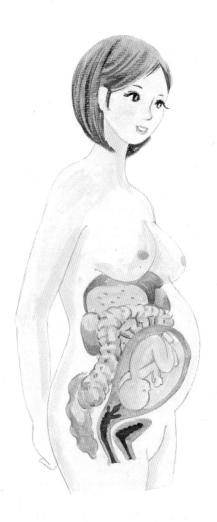

孕妈妈细节备忘

舒适的孕中期也差不多要结束了，很多孕期不适开始出现，孕妈妈应尽量多休息，做家务、运动等都要非常小心。

- 每天测量体重，注意饮食与体重管理。
- 多喝水、多排尿，有利于排毒和消除水肿，并注意控制盐分、糖分的摄取。
- 多吃些健脑的食品，为胎儿补充更多有益于大脑发育的营养。
- 以良好的状态给宝宝做胎教，可以抚摸宝宝，也可以带宝宝"观看"大自然的美景。
- 开始布置婴儿房。
- 拍套漂亮的大肚照作纪念。
- 经常活动关节，避免身体僵硬。不要久坐、久站，不激烈运动，警惕早产的发生。
- 重视妊娠糖尿病筛查。

准爸爸必修课

随着孕妈妈肚子愈发大起来，身体不适也渐渐来袭，准爸爸要多陪伴、体贴妻子，学会倾听妻子的烦恼与忧虑。胎教工作也可以多由准爸爸来进行。

- 陪妻子一起拍大肚孕照，和妻子一起准备宝宝物品，布置婴儿房等。
- 在妻子感觉腰背酸痛、腿痛或水肿严重时，除了按摩外，可以为她准备几个靠垫，让她在坐卧时用。
- 用手电筒配合孕妈妈进行光照胎教，注意光照时间不要太长。
- 在孕妈妈感觉疲劳或情绪不佳时，就会出现频繁的胎动，不宜进行胎教。
- 给妻子准备适量的水果和零食，但一旦发现孕妈妈吃水果超量，要及时制止。

No.2 产检安排

孕 24 ~ 28 周，要重点做一次妊娠糖尿病筛查，简称糖筛。糖筛是一项必做的检查，如发现异常，还需进行葡萄糖耐量试验，以确诊是否患有妊娠糖尿病。

妊娠糖尿病筛查

妊娠糖尿病的发病率较高，每位孕妈妈都应该做这项检查，以便能够及时发现病症并进行治疗。孕妈妈去医院做糖筛检查，需要空腹 8 小时，检查当天早上不可以吃东西，也不可以饮水。在喝葡萄糖粉时，要充分搅拌，让糖粉全部溶于水中之后再饮用，避免洒出来，否则会影响结果的准确性。另外，在准备做糖筛的前 3 天，孕妈妈要确保正常饮食，不可人为地控制糖分的摄入，否则检查时无法反映出真实的结果。

年龄超过 35 周岁的孕妈妈，有糖尿病家族史者，出现过反复流产的孕妈妈，以及有过胎儿畸形、死胎、早产的孕妈妈，尤其要重视妊娠糖尿病的筛查。

如果糖筛的检查结果显示高危，则要进行糖耐量检查，以确诊孕妈妈是否患有妊娠糖尿病。一般检查出血糖高的孕妈妈，在经过糖耐量检查后只有 1/3 会被确诊患有妊娠糖尿病。

糖耐量检查

在糖耐量检查前，孕妈妈需空腹 12 小时。先是进行空腹抽血检查，然后医生会给孕妈妈 75 克的葡萄糖粉溶于 300 毫升的水中，在 5 分钟内喝完。1 小时、2 小时后再分别抽血检查 1 次。糖耐量检查的正常值为：空腹低于 5.6 毫摩尔 / 升，1 小时低于 10 毫摩尔 / 升，2 小时低于 8.5 毫摩尔 / 升。当其中有 1 项或 1 项以上达到或超过正常值，就被确诊为妊娠糖尿病。喝完葡萄糖水后，孕妈妈可以适量喝一些白开水，这样可以避免身体产生不适。

高危产妇需 B 超检查胎盘

如果孕妈妈有反复阴道流血的症状，需进行 B 超检查，看看是否为前置胎盘。B 超检查前置胎盘的准确率在 95% 以上。若检查出前置胎盘，应根据医生的建议采取防护和监测措施。

No.3　饮食营养攻略

怀孕到第 7 个月，胎宝宝的生长速度进一步加快，而且还要为自己出生后储备一定量的钙、铁等营养素，孕妈妈对营养的需要也达到高峰。为此，供给孕妈妈的饮食应做到多样化，以扩大营养素来源，保证营养素和热量的供给。

需重点补充的营养素

孕 7 月，胎宝宝的大脑发育加快，孕妈妈每天需摄入足够的卵磷脂。另外，还需补充 B 族维生素、钙、铁等营养素，以保证孕妈妈和胎宝宝的营养需求。

○　膳食纤维

孕妈妈在这个阶段应多补充一些膳食纤维，以促进肠道蠕动，预防和缓解便秘，可多吃红薯、芹菜、胡萝卜、花菜等。

○　B 族维生素

B 族维生素可以维持胎宝宝神经系统的正常功能，促进脑部血液循环和智力发育，还有利于神经传导并减轻孕妈妈情绪波动。鸡蛋、牛奶、深绿色蔬菜等食物中都含有 B 族维生素。

○　卵磷脂

本月是胎宝宝脑细胞迅速增殖的阶段，而卵磷脂是胎宝宝脑细胞发育不可缺少的营养素，孕妈妈可多食用一些含卵磷脂丰富的食物，如蛋黄、大豆、谷物、鱼、腰果等。

○　钙

本月胎宝宝的牙齿和骨骼加速钙化，孕妈妈体内钙的消耗量远大于常人，应多从饮食上补充。牛奶、鸡蛋、豆制品、海带、紫菜、虾皮、芝麻等食物含钙较高。

○　铁

到孕期的这个阶段，孕妈妈对铁的需求量增加了近 4 倍，如不及时补充，很容易造成缺铁性贫血。可多吃动物肝脏、红色瘦肉、鱼、蛋、紫菜、黑芝麻等含铁丰富的食物。

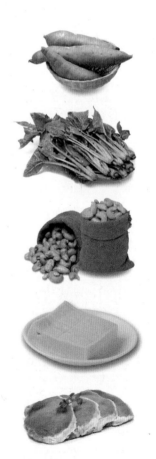

孕 25 ～ 28 周饮食细则

本月，不少孕妈妈的胃口不错，但也受便秘、水肿等问题的困扰，孕妈妈的家人可以准备一些食物种类丰富、营养均衡，又能缓解孕期不适的健康饮食让孕妈妈享用。

○ 食物种类多样化

孕妈妈每天摄入的食物种类宜多样化，包括主食、杂粮、肉、蛋、奶、鱼、虾、豆制品、菌藻类、新鲜的蔬菜和水果等，还要补充足够的水分，以尽可能摄取充足、均衡的营养物质，避免饮食单一对孕妈妈和胎宝宝的不利影响。

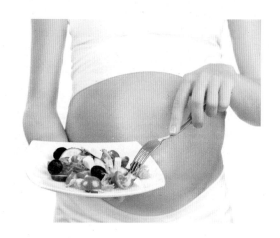

○ 主食粗细搭配预防便秘

孕妈妈的饮食不可太过精细，要做到粗细搭配合理，这样才对健康有利。一方面，粗粮中膳食纤维含量丰富，可促进肠道蠕动，预防便秘。另一方面，在精米、精面加工过程中，人体所需的一些营养元素，如维生素 B_1、维生素 B_6、维生素 E 等，常常会损失掉，如果孕妈妈偏食精米、精面就会造成必需营养素的缺乏，容易使孕妈妈出现贫血、代谢障碍等疾病。因此，孕妈妈在生活中要注意不偏食，注意主食的粗细搭配。

○ 减盐饮食缓解水肿

本月孕妈妈可能会出现水肿的现象，需要控制盐分的摄入。孕妈妈吃太多盐分含量高的食物，容易导致体内钠潴留，引起水肿和高血压等不适症状。孕妈妈产生水肿后，会妨碍胎盘的血液循环，容易导致胎宝宝发育不良。根据中国营养学会的建议，孕妈妈每天摄取盐分不宜超过 5 克，由于大部分盐分的摄取都是从食物中获得，因此不宜吃腌制和加工食物，烹饪时可用适量白醋、糖醋等来增加食物的味道，减少对盐的需求。除了控制一日三餐对盐分的摄入外，孕妈妈也不可忽视零食中的盐分。

○ 适当摄取植物油

这一时期，胎宝宝机体和大脑发育速度加快，对脂质和脂肪酸的需求量增加，必须及时补充。可适度增加烹调中所用的植物油，即花生油、大豆油、菜籽油等的量，既可以保证所需脂质供给，又提供了丰富的必要脂肪酸。需要注意的是，此时，孕妈妈每周体重增加应控制在 300 克左右，不宜超过 500 克。

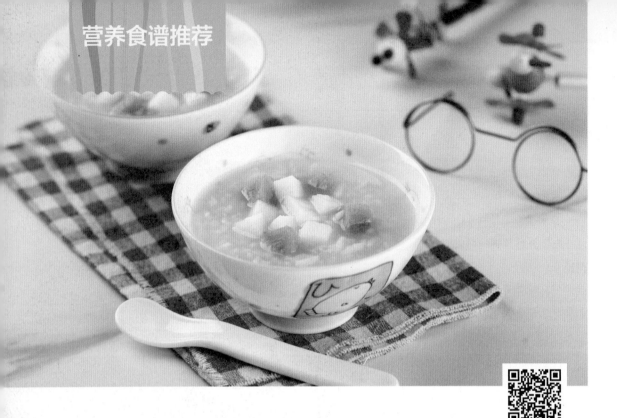

南瓜山药杂粮粥

扫扫二维码
同步学做菜

原料

水发大米95克，玉米碴
65克，水发糙米120克，
水发燕麦140克，山药
125克，南瓜肉110克

做法

1. 将去皮洗净的山药切块，洗好的南瓜切小块。

2. 砂锅中注入适量清水烧开，倒入洗净的糙米、大米、燕麦。

3. 盖上盖，烧开后用小火煮约60分钟，至米粒变软。

4. 揭盖，倒入切好的南瓜和山药，搅匀，

5. 倒入备好的玉米碴，搅拌一会儿，使其散开。

6. 盖上盖，用小火续煮约20分钟，至食材熟透。

7. 揭盖，搅拌几下，关火后盛出煮好的杂粮粥即可。

彩蔬蒸蛋

原料 -

鸡蛋2个，玉米粒45克，
豌豆25克，胡萝卜30
克，香菇15克

调料 -

盐、鸡粉各3克，食用油
少许

做法 -

1　洗净的香菇、胡萝卜切丁。

2　锅中注水烧开，加入盐、食用
　　油，倒入胡萝卜、香菇，拌匀，
　　煮约半分钟。

3　放入洗好的玉米粒、豌豆，拌
　　匀，煮至断生，捞出沥干。

4　取一个大碗，打入鸡蛋，加入少
　　许盐、鸡粉，边搅拌边倒入清
　　水，至鸡蛋混合均匀，倒入蒸
　　盘，待用。

5　将焯过水的材料装入碗中，加
　　盐、鸡粉、食用油，拌匀待用。

6　蒸锅上火烧开，放入蒸盘，盖
　　上盖，用中火蒸约5分钟；揭开
　　盖，将拌好的材料放在蛋液上，
　　摊开铺匀。

7　盖上盖，用中火再蒸约3分钟至
　　食材熟透；揭盖，取出蒸好的食
　　材即可。

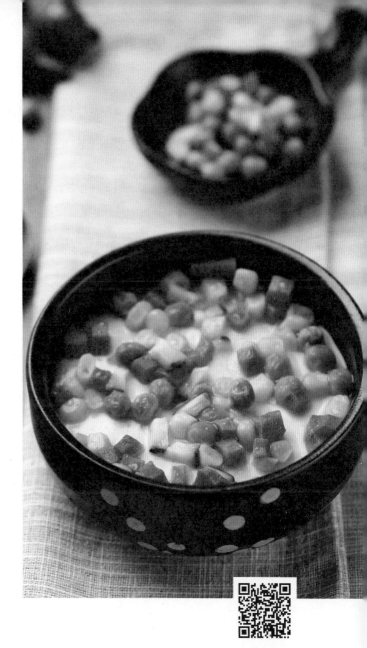

扫扫二维码
同步学做菜

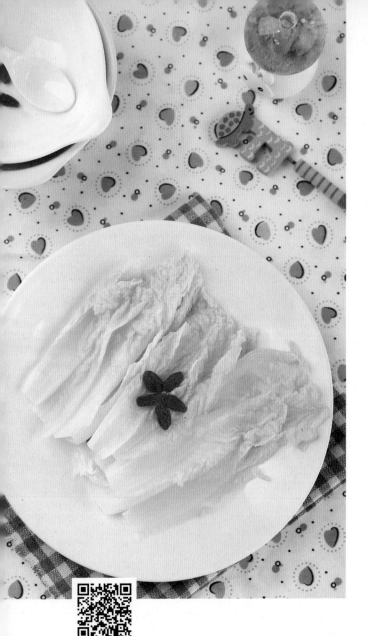

奶油娃娃菜

原料 --------------------------------

娃娃菜300克，奶油8
克，枸杞5克，清鸡汤
150毫升

调料 --------------------------------

水淀粉适量

做法 --------------------------------

1 洗净的娃娃菜切成瓣，备用。

2 蒸锅中注入适量清水烧开，放入娃娃菜。

3 盖上盖，用大火蒸10分钟至熟。

4 揭盖，取出备用。

5 锅置火上，倒入鸡汤，放入枸杞。

6 加入奶油，拌匀，用水淀粉勾芡。

7 关火后盛出汤汁，浇在娃娃菜上即可。

扫扫二维码
同步学做菜

红腰豆鲫鱼汤

原料 ----------------------------

鲫鱼300克，熟红腰豆
150克，姜片少许

调料 ----------------------------

盐2克，料酒、食用油各
适量

做法 ----------------------------

1 用油起锅，放入处理好的鲫鱼。
2 注入适量清水。
3 倒入姜片、红腰豆，淋入料酒。
4 加盖，大火煮17分钟至食材熟透。
5 揭盖，加入盐，稍煮片刻至入味。
6 关火，将煮好的鲫鱼汤盛入碗中即可。

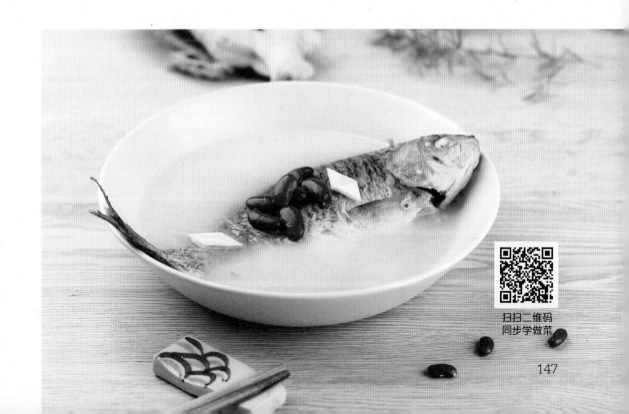

扫扫二维码
同步学做菜

147

No.4　日常起居指南

　　这个阶段的孕妈妈随着体型变化，在行动上开始出现许多不便之处，此时，孕妈妈的家人除了要做好饮食方面的营养供应，生活中还应小心照护，孕妈妈也要经常保持愉悦的心情，为小天使的顺利诞生继续努力。

孕妈妈出门要有人陪同

　　进入孕7月，孕妈妈的行动越来越不便，这时要尽量避免单独出行。尤其是有妊娠糖尿病或者贫血的孕妈妈，略有疲惫时出现腿软、眩晕或其他不适症状很常见，如果出门在外没有人陪同，自己很难处理一些突发情况。因此怀孕7个月后，孕妈妈出门一定要有人陪同，即使是在家也要有家人陪伴左右，若是发生紧急情况，家人也可以及时处理，不至于措手不及。

注意防蚊虫叮咬

　　孕妈妈由于呼吸频率较高，呼出的潮湿气体和二氧化碳对蚊虫具有相当大的吸引力；并且孕妈妈腹部温度又比普通人稍高，皮肤表面散发的热气及挥发性物质很容易吸引蚊子。被蚊虫叮咬后，孕妈妈有染上疟疾、脑炎、黄热病等危险，不但影响母体健康，还严重影响宝宝的发育，所以孕妈妈在孕期要格外注意防蚊虫叮咬。

　　如果选择在室内燃烧蚊香或喷洒杀虫剂的方式驱蚊，应当在孕妈妈不在家时进行，用药后紧闭门窗，待药效充分发挥再打开门窗通风一段时间，人才能接着进入。除了使用药品，驱蚊还有更好的方法：可以在房里摆一株玫瑰、薄荷等，使蚊子不堪忍受气味飞走；还可以用敞口容器装一些喝剩的啤酒或可乐，放在蚊子经常出没的地方，就能得到很好的驱蚊效果。当然，较为安全实用的驱蚊方式，还是挂蚊帐，这也是目前较为普遍的驱蚊方法。

养成每日固定排便的习惯

　　为了预防和缓解便秘，孕妈妈要养成每日固定排便的习惯。不管有无便意，在早晨起床、早餐后或晚上睡觉前应按时去厕所，慢慢就会养成定时排便的习惯。有便意时更要及时如厕，不要忽视便意，强忍着不便。

准爸爸要常给妻子进行按摩

到了孕7月，孕妈妈的肚子越发沉重，行动变得不方便起来，还容易腰酸背痛，浑身不舒服。这时候，如果准爸爸能每天坚持帮孕妈妈做做按摩，对于孕妈妈的不适症状会有很好的缓解作用。准爸爸可参考下列手法给孕妈妈按摩：

按摩肩背

双手按压在孕妈妈的肩上，慢慢向下滑落至手腕位置；双掌放在肩胛中央位置，向外及往下轻压。

按摩腹部

双手放在孕妈妈的上腹部，慢慢向左右呈"心形"扫向下半部，然后再重回到上半腹，整个动作重复五遍。

按摩腿部

托着孕妈妈的脚掌，用另一只手的手指按捏小腿直至大腿；托着孕妈妈的脚掌，另一只手上下扫拨小腿；双手夹着孕妈妈的脚部，上下按摩小腿直至大腿；按摩每根脚趾。

按摩锁骨

双手放在孕妈妈的前胸锁骨中央位置，沿着锁骨向两边扫出。

按摩手部

先托着孕妈妈的手腕，再用另一只手的手指轻轻按捏其手腕直至腋下；仍旧托着孕妈妈的手腕，另一只手上下扫拨其手腕直至腋下；双手夹着孕妈妈的手臂，上下按摩其手腕直至腋下；轻轻按揉孕妈妈的每根手指。

按摩膝关节

用一只手轻轻地握住孕妈妈的膝盖，另一只手握住孕妈妈的脚腕，按照关节运动的方向，将膝部反复蜷曲、伸直。

准爸爸给孕妈妈按摩时，手法要适当，以轻柔、有节奏、能使孕妈妈感到舒服为宜，可使用手指、手掌、手腕等部位进行按摩。注意不要按摩孕妈妈的脚底、乳房部位，以免因按摩手法不当造成健康隐患。

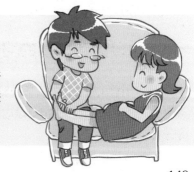

科学使用托腹带

胎儿逐渐长大，孕妈妈的肚子开始有下坠感，脊椎骨也容易不舒服，这时就可以开始穿着托腹带，给腹壁一个外在的支撑。

托腹带可以将孕妈妈的下腹部微微托起，缓解腰部压力，预防腰痛和四肢疼痛，防止子宫下垂，保护胎位。托腹带还可减轻腹部对腰部及脊椎造成的负担，保持臀部的美丽曲线，尤其是对连接骨盆的各条韧带发生松弛性疼痛的孕妈妈。

在选购托腹带时，孕妈妈最好选择可调节空间大、面料舒适透气、弹性好、方便穿脱的，最好准备两条以上，便于换洗。在使用托腹带的时候，为了不影响胎儿发育，托腹带不可包得过紧。将托腹带从后腰到下腹部围一圈，使其平整地贴在皮肤上，感觉起来像是有一双手轻轻托起自己的下腹部，很舒适，没有压迫感，这样才是正确的穿着方式，也不会影响胎宝宝的生长发育。在孕妈妈需要站立和走动的时候再穿托腹带，坐着或睡觉时一定要将其摘下来，使腹部得到放松。

预防孕中期贫血

一般在孕中期的产前检查中都会化验是否贫血。孕妈妈贫血中最常见的是缺铁性贫血，往往从怀孕第 4 个月开始表现，到怀孕后期更加明显。怀孕中期以后，孕妈妈全身血容量大大增加，需要制造大量红细胞来补充，加上胎宝宝、胎盘的发育也需要大量的铁，对铁的需求量增加了近 4 倍，因此，孕妈妈很容易造成缺铁性贫血。

预防贫血的方法就是多吃含铁量高的食物，如动物肝脏、动物肾脏、动物血、红色瘦肉、禽肉、鱼、蛋等。许多植物性植物中的含铁量不低，但是在补血的效果上却不佳，这是因为铁在其中的存在形式不利于人体消化吸收；再者，植物性食物中，还有一些不利铁消化吸收的物质。与之相比，动物性食物中的铁，在消化吸收的过程中干扰较少，相较之下补铁效果也较佳。除了补铁，还可以多吃水果和蔬菜，其中所含的维生素 C 能够促进铁在肠道的吸收。

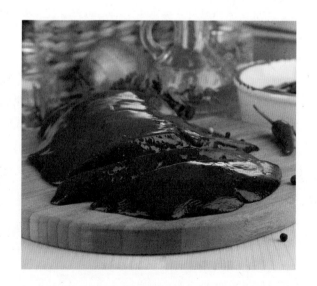

预防妊娠高血压

妊娠高血压多发生于初产妇或多胞胎孕妇，以及有过家族史的人群中，发病率较高。妊娠高血压如果控制得不好，可发展为先兆子痫、胎盘早期剥离，甚至必须提前娩出胎儿。妊娠高血压的治疗较为困难，因此预防显得更为重要。

控制饮食

不要摄入过量的盐。孕期不要吃太多含盐高的食物，比如腌制品、罐头等，做菜时要少放盐、酱油、味精等调味品以减少盐分，孕妈妈每日摄入钠盐的量应控制在3～5克，超过这个量，患高血压的风险就会增加。

控制脂肪的摄入。脂肪是孕妈妈必需的营养素，但摄入过量容易引发高血压。孕妈妈应减少动物脂肪的摄入，可以用植物油代替动物油，并且素菜与荤菜的摄入量应均衡。

加强营养补充。孕期营养缺乏者、低蛋白血症患者和严重贫血者患上高血压的机会更大，因此孕期摄入适量蛋白质、叶酸、铁等营养素对预防高血压有一定的作用。

做好产检工作

孕期定期体检可以观测血压的状况，如果血压有所升高，可以通过治疗及时调养好。长期不进行产检的孕妈妈，到患上高血压时，通常都难以治疗。平时在家也要自行监测血压，可每天早晚各量一次，并做记录。

控制体重

孕期孕妈妈体重超标更容易患上高血压，在这个阶段孕妈妈体重会加速增长，如果不加以控制，就会造成肥胖，严重影响到身体健康。

左侧卧卧床休息

睡姿选择左侧卧位，可减轻子宫对腹主动脉、下腔动脉的压迫，使回心血量增加，改善子宫胎盘的血供，有利于血压恢复。

适量运动

除非是医生要求孕妈妈绝对卧床保胎，其他的情况都可以做一些轻度的体力活动，如散步和简单的家务劳动，能使孕妈妈精神放松并有助于控制体重。

保持心情愉快

孕妈妈平时精神放松，可以适当听喜爱的轻柔音乐。心情愉快对于预防妊娠期高血压疾病也有很大作用。

预防早产

在妊娠期满 28 周，又未满 37 周出生的婴儿可视为早产儿。早产儿身体的很多方面都尚未发育完全，且体重轻，生存能力和抵御疾病的能力都较差。为了预防早产的发生，在进入孕 7 月后，孕妈妈应密切注意身体的变化。

定期进行产检

产前检查出的一些不利因素可以通过治疗或者锻炼减轻症状，降低引发早产的可能性。定期产检还可以发现孕妈妈是否缺乏营养或锻炼等，便于及时调整饮食和身体状态。

补充营养

孕妈妈补充必要的营养可以调节免疫功能，调理体质，从而预防早产。有贫血或营养不良症状的孕妈妈要注意饮食的合理搭配，增加蛋白质、维生素、铁等营养素的摄入。

管理好情绪

早产也可能是由于心理因素造成的，所以孕妈妈要尽量避免产生焦虑、忧郁和紧张等情绪，情绪低落时可多想想让人感到幸福和快乐的事，为了宝宝的健康一定要进行自我调节。

预防并治疗并发症

妊娠高血压综合征、心脏病、肾病等对每个孕妈妈来说，都是很危险的。因此，孕妈妈在确诊有妊娠并发症时，应积极配合医生做好相应的治疗和保健措施，避免因疾病引起的早产。

注意安全

孕妈妈在日常生活中要谨慎，尤其是上下楼梯、进出浴室，不做剧烈运动，减轻劳动强度，增加休息时间。另外，孕妈妈尽量不要到人多的地方去，以免拥挤或发生碰撞。

出现子宫收缩卧床休息

如果孕妈妈经常感到子宫出现不同于正常分娩时的收缩，就要特别注意了，因为这种收缩可能会引发早产。遇到这种情况时，孕妈妈必须充分休息，并在医生指导下，积极避免可能引起子宫收缩的因素。

腿部运动缓解水肿

随着孕期的增加，子宫的体积逐渐变大，压迫到下肢大静脉会使下肢水肿。此时孕妈妈可以试着进行腿部运动，缓解下肢水肿的情况。

站立踢腿式

孕妈妈练习站立踢腿式可以活动腿部，加速血液循环，改善下肢水肿、抽筋等不适。但要注意踢腿的幅度不要太大，以免站立不稳发生意外。

1 孕妈妈自然站立，双脚分开与肩同宽，双手叉腰，腰背部挺直，双眼平视，目光直视前方。

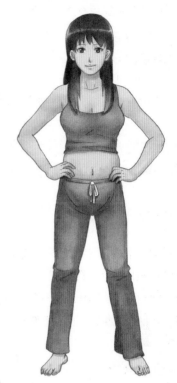

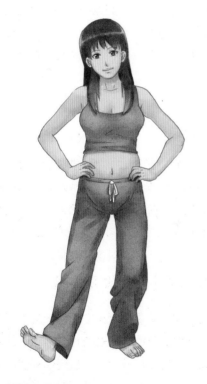

2 吸气，将右腿和右脚向斜前方踢出去，脚尖保持往回钩的状态，上半身保持不动；呼气，将右脚收回，换左脚练习。

仰卧靠墙运动

进行这个腿部运动有利于血液回流入心脏，对缓解下肢水肿很有帮助。孕妈妈首先仰卧，双腿向上伸展靠在墙上，臀部贴地，双手臂于头顶伸直并且十指相交；然后缓慢地向两旁打开双腿，两手分别放于大腿内侧；再缓慢地放下双腿，身体向左侧翻转，放松。

开始练习拉梅兹呼吸法

拉梅兹呼吸法是减缓生产时的疼痛、加速产程的好方法，有助于孕妈妈顺利生产。怀孕7个月以后，孕妈妈可以勤加练习拉梅兹呼吸法，这样可以在分娩时更加熟练地运用。

练习前的准备

在客厅地板上铺一条毯子或在床上练习，室内可以播放一些优美的胎教音乐，孕妈妈可以选择盘腿而坐，在音乐声中，孕妈妈首先让自己的身体完全放松，眼睛注视着同一点。

具体操作方法

○ 阶段1：胸部呼吸法（宫颈开3厘米）

鼻子深吸一口气，随着子宫收缩的节律开始吸气、吐气，反复进行，直到阵痛停止才恢复正常呼吸。这是分娩开始时的呼吸法。

○ 阶段2：嘻嘻轻浅呼吸法（宫颈开7厘米以前）

用嘴吸入一小口空气，保持轻浅呼吸，让吸入及吐出的气量相等。完全用嘴呼吸，就像发出"嘻嘻"的声音。子宫强烈收缩时，需要加快呼吸，反之就减慢。注意呼出的量需与吸入的量相同。这是用于胎儿由产道下来时的呼吸法。

○ 阶段3：喘息呼吸法（子宫开至7~10厘米）

先将空气排出后，深吸一口气，接着快速做4~6次的短呼气，就像在吹气球，比嘻嘻轻浅呼吸还要浅，也可以根据子宫收缩的程度调整速度。

○ 阶段4：哈气运动（此时不用力）

阵痛开始，孕妈妈先深吸一口气，接着短而有力地哈气，浅吐1、2、3、4，接着大大地吐出所有的气，就像在吹蜡烛一样。

○ 阶段5：用力推，用于娩出胎儿（宫颈全开）

长长吸一口气，然后憋气，马上用力。下巴前缩，略抬头，用力把肺部的空气压向下腹部，完全放松骨盆肌肉。需要换气时，保持原有姿势，马上把气呼出，同时马上吸满一口气，继续憋气和用力，直到宝宝娩出。

No.5   胎教方案

孕 7 月，胎宝宝的声音感应系统即将完成发育，大脑也有了一定的思考能力，对外界的感触更加敏感。抚摸胎教和语言胎教要持续进行，还可以进行色彩、光照胎教。

和宝宝一起玩光照游戏

孕妈妈可以每天定时用手电筒微光紧贴腹壁反复关闭、开启手电筒数次，一闪一灭地照射宝宝的头部位置，每次持续 5 分钟。适当的光照刺激可以促进胎宝宝视觉功能及大脑的健康发育，还可以训练胎宝宝昼夜节律。

带胎宝宝感知外面美丽的世界

科学研究证明：不同的颜色会对人的心理产生不同的效应，从而左右人的情绪和行为。孕妈妈应尽量让胎宝宝多感受大自然天然的颜色，带胎宝宝认识不同的颜色和图形，欣赏美景美画，这样可以让胎宝宝对颜色和美形成良好的刺激，促进其大脑发育。

准爸爸的抚摸胎教与故事胎教

多抚摸胎宝宝、和胎宝宝多说话，可以促进胎宝宝感觉系统、神经系统和大脑的发育。由于胎宝宝的活动和睡眠规律逐渐形成，抚摸胎教与故事胎教最好在固定的时间进行，这样胎宝宝才能心领神会地配合，效果也会更好。

Step1：让孕妈妈放松，准爸爸给孕妈妈按摩一下双腿。

Step2：感觉到胎动时，准爸爸将手指放在孕妈妈的腹部。

Step3：以从上到下、从左到右的顺序触摸孕妈妈的肚皮几分钟。

Step4：一边抚摸，一边用富有感情的语调给胎宝宝讲故事。

Step5：胎教结束后，把胎宝宝的反应记录下来，总结规律。

随着肚子一天天变大，孕妈妈的身体负担也在一天天加重，身体可能会出现一些新的不适症状，怎么应对和改善成了许多孕妈妈头疼的问题。以下"孕"事答疑可以为迷茫中的孕妈妈提供一些帮助。

阴道有少量出血正常吗？

一般来说，大多数孕妇在孕晚期阴道流血都是临产的征兆。与临产出血相似的是早产阴道出血，需要孕妈妈引起高度的警惕。早产的主要临床表现是子宫收缩，最初为不规律宫缩，常伴有少量阴道出血或血性分泌物，以后发展为规律宫缩。所以，无论是什么原因的阴道少量出血都需要立即去医院进行检查和治疗。

用橄榄油预防妊娠纹有效果吗？

使用橄榄油配合按摩可以积极预防妊娠纹。按摩的方法是每日取适量橄榄油均匀涂抹于较易出现妊娠纹的部位，如腹部、臀部、大腿内侧等部位，轻轻按摩几分钟至吸收。按摩的时间最好选在洗完澡后，早晚各按摩一次效果更佳，每次按摩时间在 10 ～ 15 分钟。

检查出有妊娠糖尿病怎么办？

一旦发现患病，孕妈妈应在医生的指导下控制血糖，大部分患者只需要在医生指导下通过控制饮食、合理安排餐次和适量运动就能维持血糖在正常范围；对于饮食治疗不能很好控制血糖的，可遵医嘱进行药物治疗。同时还应该在医生指导下积极监护妈妈和宝宝的安危，了解宝宝是否有畸形和宫内窘迫等。

经常便秘，有痔疮怎么办？

经常便秘容易引起痔疮，为了避免痔疮加重，孕妈妈可用以下方法来改善：平时多饮水，早晨起床后空腹喝一杯温水有助于排便；养成定时排便的良好习惯；多吃富含纤维素的新鲜水果，如芹菜、青菜等，以利于大便通畅；不久坐，尤其是不长时间坐沙发；采取左侧卧位或膝胸卧位安静卧床休息，使血液不在下半身滞留；适当增加提肛运动的频率，每天有意识地做3~5组，每组30下；注意局部的清洁卫生，每天进行温水坐浴10~15分钟。

感觉自己长太胖了，我可以节食减肥吗？

有些年轻的孕妈妈怕吃得过多，长得太胖，或担心胎儿太大影响分娩，为此出现节制饮食、尽量少吃的行为。这是不正确的。孕妈妈过度节食容易引起营养不良，对自己和胎儿的健康都危害极大。为了孕育胎儿，孕期体重适度增加是正常的。其实，只要饮食安排合理，讲究荤素搭配、营养均衡，并注意适度运动，孕期体重增加就能维持在正常增长范围之内。胎儿分娩后，产妇体重也会适当减少，而且，产后只要根据医生的建议进行康复训练，保持合理运动，身材依然可以恢复如初，甚至比孕前更好。

最近感觉视力下降了，这正常吗？

孕期出现视力下降是可能的，孕妈妈不必太过紧张，这种情况一般不会给胎儿带来不利影响。孕期由于体内激素和血液循环变化，孕妈妈可能会出现一些能见范围变小、视觉模糊的症状。只要注意防止用眼过度，养成良好的眼部卫生和保健习惯即可。如果孕期突发视力过度下降，或者眼部出现多种不适，难以忍受时，不要掉以轻心，应及时去医院咨询专业医生，确诊是否是由糖尿病引起的视力下降。千万不要自行使用滴眼液，以免药物对胎儿健康产生不良影响。

感觉记忆力明显下降，真的是"一孕傻三年"吗？

很多孕妈妈在有了宝宝之后，总感觉自己反应迟钝、记忆力都减退了。这种"孕傻"现象是可能存在的，属于正常现象，多是受孕期分泌的大量激素的影响造成的，孕妈妈大可不必过于紧张，或因此就怀疑自己是不是真的会变傻。此时，可以通过饮食增加营养，帮助增强记忆力，比如适当多吃蛋类、鱼类、坚果类等健脑食物；并注意保证充足的睡眠，使大脑精力充沛；另外，还可以做做运动，帮助大脑减压，比如孕期瑜伽。

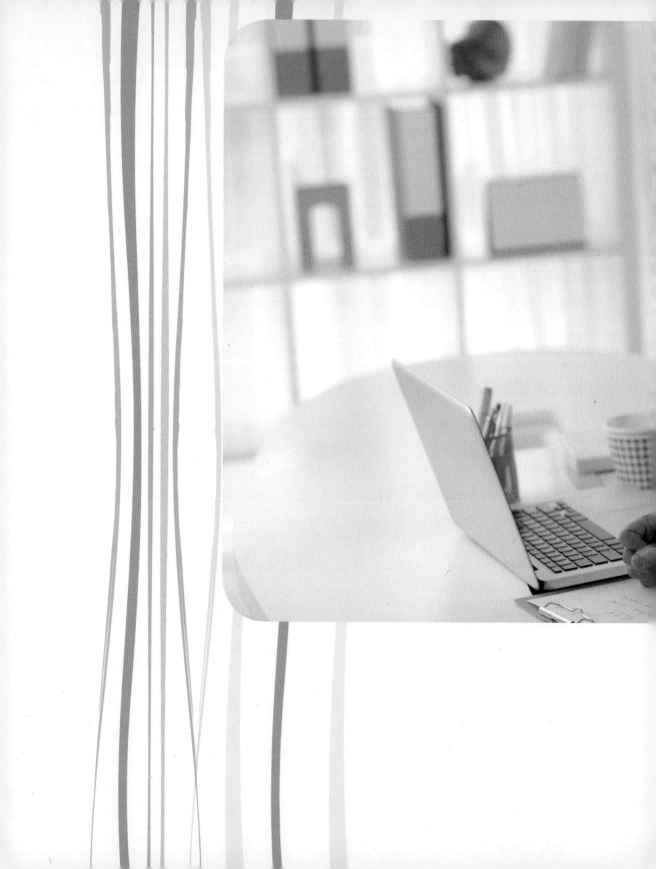

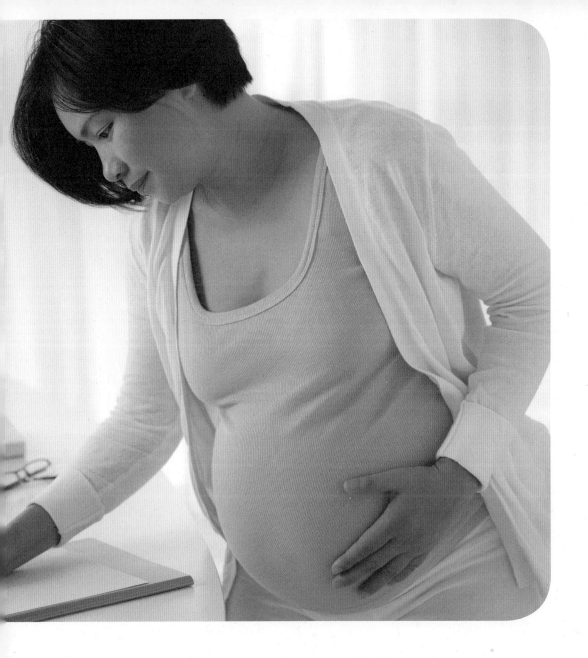

Chapter 8
孕 8 月（29 ~ 32 周）：
累并憧憬着

No.1　怀孕周记

为了肚子里的宝宝，孕妈妈要忍受胃痛、失眠、疲劳的困扰，身体也越来越笨重，但幸福感让这一切都变得不那么明显。此时，宝宝已基本发育完全，孕妈妈应注意安心静养，调整好情绪，等待宝宝的到来。

胎宝宝的发育情况

宝宝身体各个器官都已基本发育完全，大脑趋于成熟，听觉能力已具备，视觉也基本发育完全。骨骼变得结实，皮肤富有弹性。不过，此时是早产容易发生的阶段，需重点预防。

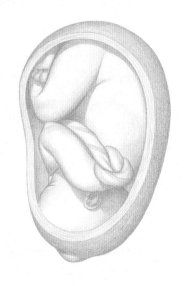

❶ 孕 29 周：听觉发育完全

体重已有1300多克，坐高约26厘米。大脑、肠胃系统、呼吸系统等都接近于成熟，听觉已发育完全，对外界的声音刺激反应更为明显。视觉发育已相当完善。

❷ 孕 30 周：胎动相对少了

体型明显增大，骨骼和关节已经比较发达。由于胎儿在子宫内占据的空间越来越多，活动空间相应变小了，胎动也少了。男孩的睾丸已经下降到阴囊，女孩的阴蒂已经突出来，不过还没有完全被小阴唇覆盖。

❸ 孕 31 周：逐步发育完善

肺部和消化系统已基本发育完成，会喝进羊水，然后经膀胱排出尿液，进行小便功能的锻炼。眼睛时开时闭，可以看清楚子宫中的景象，也能看到光线。

❹ 孕 32 周：脚趾甲全部长出来了

皮肤变得比以前透明和粉红，脚趾甲全部长出来了。四肢还在继续生长，体型基本固定，体重每周增长约200克。在妈妈肚子内的活动越来越少，动作幅度也减弱了。

孕妈妈的生理变化

这段时间，孕妈妈会感觉自己肚子变得非常大，由于变大的子宫挤压着胃和心脏，会引起食欲不佳、心悸等症状。身体的越发笨重，还会加重孕妈妈的疲惫感、水肿症状。如果工作感觉吃力，这时就不要勉强了。

① 孕 29 周：出现假宫缩

触摸子宫时，常会感觉到子宫一阵阵发紧，但并不觉得疼痛，这是假宫缩，是正常现象。不断增大的胎儿进一步挤压到内脏，便秘、水肿、腰背不适和呼吸困难等状况可能会进一步恶化。

② 孕 30 周：胃部不适加重

体重继续增加，感觉身体沉重，肚子大得看不到脚下，行动越来越吃力。子宫上升到心窝附近，孕妈妈常常会有呼吸困难、胃部不适的症状。如果感觉到子宫收缩或发胀，应立刻停下来休息。

③ 孕 31 周：睡眠变差了

呼吸越发困难，子宫底已上升到横膈膜处，吃下食物后总觉得胃里不舒服，食欲也下降了。睡眠更加不好。乳晕、下腹及外阴的颜色越来越深。能感觉到的胎动减少了。

④ 孕 32 周：体重持续增加

孕妈妈每周体重可能会增加 500克，这是正常的，不过要注意合理控制，以免增加太快导致胎儿过大，造成分娩困难。

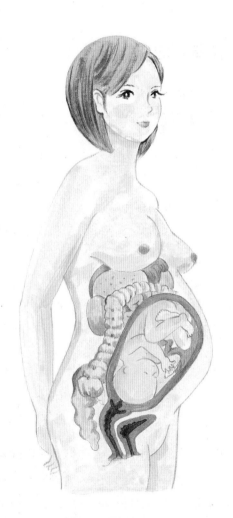

孕妈妈细节备忘

终于进入了怀孕后期，孕妈妈除了要继续保持良好的饮食习惯、适当运动之外，应随时留意身体的状况，不能逞强。孕妈妈也可以做一些入院准备，并开始为迎接宝宝做准备。

- ○ 列出清单，开始准备宝宝用品，并布置婴儿房。
- ○ 有胎位不正的孕妈妈，应坚持做体操改善胎位不正。
- ○ 开始每半个月做一次产检。
- ○ 保护腰部不受伤害。
- ○ 更加重视日常监测，包括体重、胎心、胎动等，留心异常情况。
- ○ 积极主动地学习孕晚期的一些护理知识，掌握一些异常情况的处理方法，有备无患。
- ○ 开始做住院的准备。
- ○ 职场妈妈需要安排好产假。

准爸爸必修课

此时正是早产的高发阶段，准爸爸应多用心，随时留意孕妈妈的生活起居，规避各种不安全因素。

- ○ 陪孕妈妈一起散步，观赏摄影、画展，观看艺术表演，提高艺术修养。
- ○ 鼓励孕妈妈多学习孕育知识，培养多方面的兴趣。
- ○ 生活上多关心孕妈妈，保证她的休息和营养，并注意保护好孕妈妈的安全。
- ○ 给孕妈妈多做按摩，既可以减轻孕妈妈身体上的不适，还能让她感受到丈夫的关爱。
- ○ 督促妻子养成良好的饮食习惯,注意妻子洗澡安全,别让她独自上下楼梯、独自外出。
- ○ 为妻子提供良好的睡眠环境，停止性生活。
- ○ 多参与胎教工作，并注意预防早产。

进入孕晚期以后，孕妈妈的产检开始变得频繁起来，每两周就要产检一次。除基本项目外，此时会更加关注妊娠高血压及早产的风险。如果有出血、疼痛、破水、胎动减少及发烧等不适，应立即去医院。

妊娠高血压综合征筛查

孕中期以后是妊娠高血压综合征的高发时期，表现为高血压、蛋白尿、水肿等，容易造成胎盘早期剥离、子痫、脑出血、产后血液循环障碍，并造成胎儿早产、新生儿疾病等，必须引起重视。

在妊娠高血压综合征的筛查项目中，应了解孕妈妈有无头痛、胸闷、眼花、上腹部疼痛等自觉症状，孕妈妈平时出现这些症状时，也应该去医院进行检查，不要等到病情严重时再治疗。在筛选检查中，孕妈妈需要进行眼底、体重、血压、尿量、凝血功能、尿常规、心肝肾功能等各项常规检查。还应对胎儿进行胎心、胎儿发育情况、胎动、B超监测胎儿宫内状况、胎心监护和脐动脉血流等各项常规检查。

检查胎位

通常，孕28周后经B超可检查出胎位是否异常。胎位检查常有头位、臀位、横位几种结果。如果检查结果为头位，即头部朝下、脸部朝向孕妈妈的脊柱、背部朝外，提示为正常胎位，无须担心。如果是臀位、横位，则为胎位不正，尤以臀位较为常见。胎位异常会增加分娩的困难和风险，应在医生的指导下及时进行纠正。

胎位纠正时间为孕30～32周，因为在孕32周以后，胎宝宝的姿势和位置相对固定，胎位依然不正就基本上可以确定为胎位异常了，这时需在医生的指导下考虑合适的分娩方式，并加强监护。部分胎宝宝在临产时胎位也会改变，所以，在临产前还需要再做一次B超，以确保万无一失。

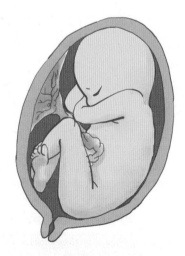

臀位宝宝

No.3　饮食营养攻略

随着孕期进入最后的 3 个月，孕妈妈对营养的需求会达到整个孕期的高峰，所以这一时期准爸爸一定要安排好孕妈妈的每日饮食，在充分保证孕妈妈的营养需要的同时，注意不要让孕妈妈过量进补，以免营养过剩。

需重点补充的营养素

均衡营养依然是本月的营养目标。在此基础上，可适当增加钙、铁、蛋白质、必需脂肪酸等营养的摄入，以保证母体与胎儿的营养需求。

○　蛋白质

孕晚期，胎宝宝发育加快，孕妈妈的代谢也在增加，需要大量的优质蛋白质，可适当摄取鱼、瘦肉、禽肉、谷类、豆制品等。

○　碳水化合物

自孕 8 月起，胎儿开始在肝脏和皮下储存糖原及脂肪，需要消耗大量的能量，所以孕妈妈需要注意额外补充碳水化合物，以维持身体对热量的需求，可多吃小米、玉米、燕麦等。

○　α - 亚麻酸

在孕晚期，孕妈妈体内会产生和 DHA 生成有关的酶，在酶的作用下，胎儿的肝脏可利用母体血液中的 α - 亚麻酸来生成 DHA，帮助发育完善大脑及视网膜。而人体自身不能合成 α - 亚麻酸，必须从食物中获得，如亚麻籽油、深海鱼、核桃等，孕妈妈应适当补充。

○　钙

钙对于维持孕晚期胎儿骨骼系统的快速发育和母体的新陈代谢起着重要作用，因此，孕妈妈在孕晚期也要继续补钙。

○　铁

在缺铁环境下孕育的宝宝，容易由于血红蛋白合成能力低下而患上贫血症。因此，孕妈妈要继续补铁。

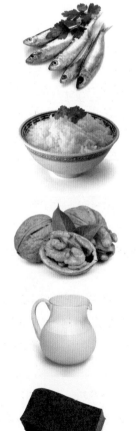

孕 29 ~ 32 周饮食细则

这一时期的饮食既要充分满足宝宝加快生长的需要，又不能使营养过剩造成孕妈妈的肥胖，影响生产和宝宝的健康。因此坚持合理的饮食原则十分必要。

○ 注意膳食平衡

进入孕晚期，孕妈妈更要注意膳食平衡，要做到这一点，平时所摄取的食物品种就要尽可能多样化。孕妈妈可以选取以下食材种类：蔬菜、水果、粮食、坚果、豆类、奶类、肉类、水产品类、油类等，坚持粗细粮搭配、荤素食搭配、主副食搭配，以确保膳食结构的合理性和营养的均衡性。

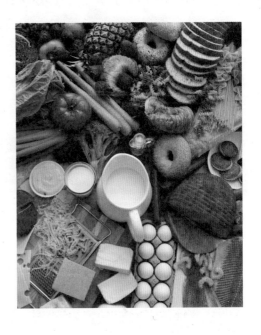

○ 多吃可利尿消肿的食物

怀孕中后期，许多孕妈妈会出现水肿。想要减轻水肿，除了在日常生活中采取相应的措施外，孕妈妈可以适当食用一些利尿消肿的食物，如鲫鱼、鲤鱼、冬瓜、红豆、芹菜、玉米须等。但孕妈妈不可擅自服用利尿药物，以免影响胎儿的生长发育。

○ 适当控制热量的摄入

本月胎儿的发育需要不少热量，但不可因此过分补充，因为控制体重也是本月需要注意的事。如果热量摄入过多就会造成孕妈妈体重快速上升，不利于顺利分娩。所以，这一阶段可以在孕中期基础上，适当限制糖类和脂肪的摄入。

○ 适当增加海产品的摄入

海产品中含有丰富的蛋白质，对孕期补充蛋白质很有帮助。海产品也是DHA等必需脂肪酸的良好来源，尤其是海鱼。孕妈妈在孕晚期摄入足够的海产品，可以帮助胎儿从母体内获取足量DHA，满足大脑和视网膜的发育需求。

○ 坚持低盐、清淡饮食

孕8月，是糖尿病、高血压等妊娠并发症的高发期。所以，孕妈妈的饮食中一定要注意减少盐的摄入，忌吃高盐食品、腌制品等，尤其是水肿严重的孕妈妈。同时，肥腻、过甜饮食也要少吃，以免引起消化不良、体重增长过快等症状。

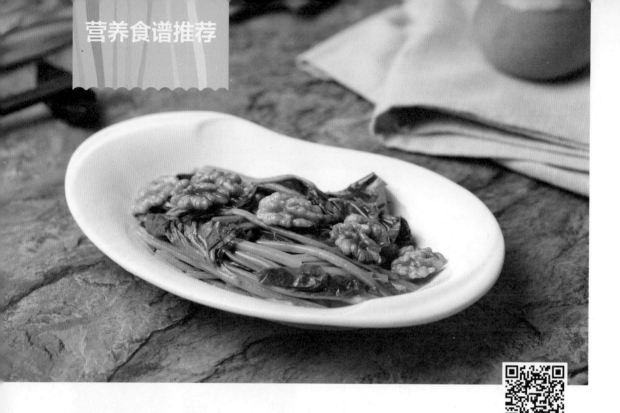

核桃菠菜

扫扫二维码
同步学做菜

原料

菠菜270克，核桃仁35克

调料

盐、鸡粉各2克，食用油
适量

做法

1 将洗净的菠菜切成段。

2 热锅注油，烧至三成热，放入核桃仁，
滑油1分钟。

3 把核桃仁捞出，装入盘中，放入少许
盐，拌匀，备用。

4 锅底留油，倒入切好的菠菜，翻炒匀。

5 加入适量盐、鸡粉，翻炒至熟。

6 将炒好的菠菜盛出装盘，放上备好的核
桃仁即可。

虾米花蛤蒸蛋羹

原料 -

鸡蛋2个，虾米20克，蛤蜊肉45克，葱花少许

调料 -

盐、鸡粉各1克

做法 -

1 取一个大碗，打入鸡蛋，倒入洗净的蛤蜊肉、虾米。

2 加入少许盐、鸡粉，快速搅拌均匀。

3 注入适量温开水，然后快速搅拌均匀，制成蛋液。

4 取一个蒸碗，倒入调好的蛋液，搅匀。

5 蒸锅上火烧开，放入蒸碗。

6 盖上锅盖，用中火蒸约10分钟，至蛋液凝固。

7 揭开锅盖，取出蒸碗，撒上葱花即可。

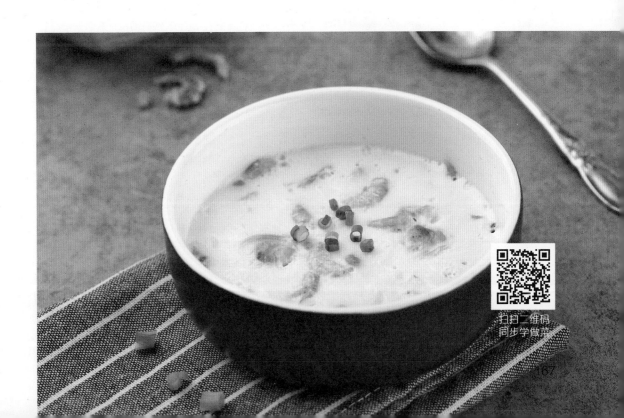

扫扫二维码
同步学做菜

167

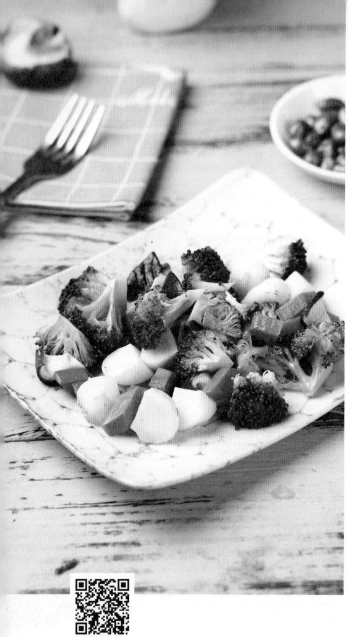

什锦西兰花

原料 ------------------------------

西兰花200克，香菇、去
皮胡萝卜各50克，马蹄
90克

调料 ------------------------------

盐、白砂糖各3克，水淀
粉3毫升，香油适量

做法 ------------------------------

1　洗净的西兰花去根部，切成小朵；
洗净的胡萝卜修齐，切成丁。

2　洗净的马蹄切成小块，洗净的香
菇切成丁。

3　热锅注水煮沸，加入盐、食用
油，放入西兰花，煮至断生后捞
出，摆入盘中。

4　往锅中放入香菇、胡萝卜、马
蹄，焯2分钟至断生后，捞出。

5　热锅注油，放入香菇、胡萝卜、
马蹄，翻炒匀，注入适量清水，
放入盐、白砂糖，炒匀。

6　用水淀粉勾芡，滴入少量香油。

7　将烹制好的食材盛入装有西兰花
的盘中即可。

扫扫二维码
同步学做菜

猪肝瘦肉粥

原料

水发大米 160 克，猪肝 90 克，瘦肉 75 克，生菜叶 30 克，姜丝、葱花各少许

调料

盐2克，料酒4毫升，水淀粉、食用油各适量

做法

1. 洗净的瘦肉切成细丝，处理好的猪肝切片，洗净的生菜切成细丝，待用。

2. 将猪肝片装入碗中，加入少许盐、料酒、水淀粉、食用油，拌匀，腌渍10分钟。

3. 砂锅中注水烧热，放入洗净的大米，搅匀，加盖，用中火煮至大米变软。

4. 揭开锅盖，倒入瘦肉丝，搅匀，用小火续煮20分钟至熟。

5. 倒入腌好的猪肝片，搅拌片刻，撒上姜丝，搅匀。

6. 放入生菜丝，加入少许盐，搅匀调味。

7. 将煮好的粥盛出，装入碗中，再撒上葱花即可。

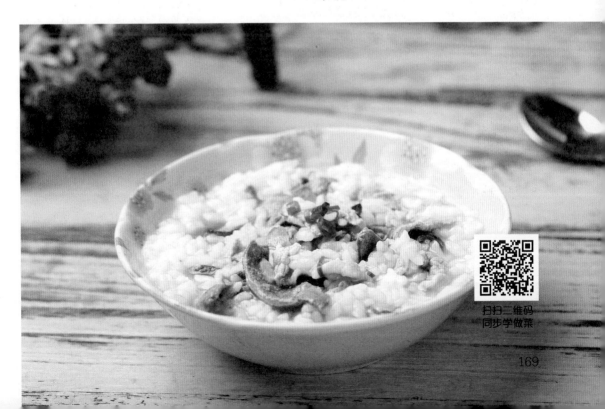

扫扫二维码
同步学做菜

No.4　日常起居指南

进入孕8月，孕妈妈的行动愈加不方便，睡眠质量不好，食欲会有所下降，缺乏耐心，心情容易变得急躁。准爸爸面对孕妈妈的种种变化，一定要保持耐心，悉心关照，让孕妈妈生活得更舒适，从而保持积极的心态，促进健康。

坚持数胎动，及时发现异常

孕晚期由于胎儿生长迅速，胎儿可以活动的空间相对减少了，所以胎动不再那么频繁；但同时宝宝的胎动变得强而有力，并且有一定规律。

孕妈妈应坚持每天数胎动，可以早、中、晚各选一个固定的时间点，在左侧卧位或坐下并垫高双脚的情况下，把手放在肚子上，持续数胎动1小时，然后把测得的3次胎动数相加，再乘以4，就是12小时的胎动数。数胎动时一定要思想集中，及时做好计数标记，以免遗漏。

正常情况下，孕晚期每小时胎动应在3次以上，12小时胎动在30次以上，则表明宝宝情况良好。有些比较活跃的宝宝，12小时的胎动次数可能会达到100次。如果12小时内胎动少于20次，则宝宝有宫内缺氧的危险，一旦发现胎动次数低于正常或出现强烈的、持续不停地推扭样的胎动或踢动，应立即到医院检查以明确原因，以免发生意外。

不要再出远门了

到了孕8月，孕妈妈体重明显增加，行动不便，容易疲劳，稍微走动或站得久一点都可能会给孕妈妈带来疲惫感。并且由于生理变化极大，孕妈妈对环境的适应能力也降低了，长时间的舟车劳顿会对孕妈妈的心理产生负面影响，还会引起诸多不适，如恶心、呕吐、食欲降低等，而且容易诱发疾病，甚至导致早产、急产等意外。因此这时候的孕妈妈不宜再出远门，以保障母子安全。

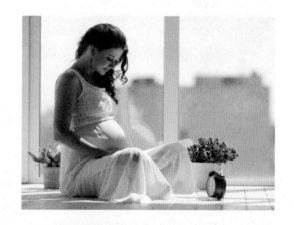

孕晚期更要注意心理保健

进入孕晚期，离分娩越来越近，许多孕妈妈都会产生一种兴奋与焦虑交织的矛盾心理，从而出现情绪不稳定、产前抑郁等心理问题。孕妈妈对分娩的恐惧、焦虑或不安，对自身和胎宝宝的健康都不利，准爸爸和孕妈妈一定要引起重视，做好心理保健。

学习分娩知识

准爸爸可以陪孕妈妈一起上分娩课堂，了解分娩知识，解除她的思想负担以及做好孕晚期保健，及时发现和诊治各类异常情况。

准备宝宝用品

帮宝宝准备好出生后的用品，布置好居家环境，包括婴儿房的布置，家中物品的位置摆放等。有意识地做点别的事情，分散自己的注意力。

适当地休闲

孕妈妈可以进行一些让自己感到快乐的休闲，比如看看喜剧片、听听音乐、阅读轻松的书籍、冥想放松等，都能帮助自己调适心态，也对宝宝将来的性格培养有好处。

家人应多关心孕妈妈

家人，尤其是准爸爸要多关心、照顾妻子，悉心呵护，平时多陪孕妈妈一起吃饭、散步、聊天，了解和倾听孕妈妈的感受。

进行轻松的户外运动

进行轻松的户外运动也可以帮助孕妈妈减轻心理压力，早晚去户外散散步，看一看蓝天绿树，呼吸呼吸新鲜空气，能让孕妈妈的心情变得舒畅。

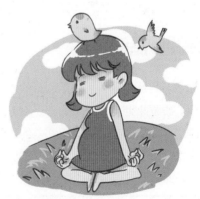

起床要缓、慢、轻

到了孕晚期任何过猛的动作都可能引发早产，因此孕妈妈起床一定要注意"缓、慢、轻"：动作幅度要尽量小、节奏尽量慢、用力不要过猛。孕妈妈起床时可先将身体翻向一侧，肩部前倾，屈膝，然后用肘关节、手臂支撑起身体，腿部慢慢从床边移开并坐起来，在床上稍坐片刻后再起身站立。站立时，先将上身向前移到床沿，再用双手撑在桌面上，用腿部肌肉支撑，抬起身体。

孕妈妈洗澡需加倍小心

由于孕妈妈的身体变得愈来愈笨重，这一时期孕妈妈洗澡有很多不便，但不能因此就随意对待洗澡的问题，而是要加倍小心，主要需注意以下事项：

○ 孕妈妈要采取淋浴，尤其是到了妊娠后期，盆浴或坐浴可能会使孕妈妈的阴道受到病菌侵袭，引起宫颈炎、阴道炎、输卵管炎等，甚至引起早产。

○ 孕妈妈洗澡的时间不宜超过15分钟，以免因长时间站立在封闭闷热的浴室内，导致孕妈妈缺氧和腿部乏力而滑倒、摔伤。

○ 由于孕妈妈的肚子大，重心不稳，容易滑倒，所以浴室一定要做好防滑措施，比如安装扶手，摆放防滑垫，淋浴时请准爸爸陪护也是不错的选择。

双胞胎妊娠注意事项

怀上双胞胎的孕妈妈在享受双倍甜蜜的同时，要付出的辛苦也是双份的。由于怀双胞胎会比怀单胎面临更大的风险，到了孕晚期孕妈妈更要加倍小心，预防意外的发生。

摄取更多的营养

双胞胎孕妈妈承受的压力比其他孕妈妈多得多，分娩时也要付出更多的辛苦，此时孕妈妈应摄取更多的营养，特别是优质蛋白质等人体所必需的营养素要及时补充，为分娩储备能量。

避免劳累，注意休息

到了孕晚期，双胞胎孕妈妈的子宫增大比单胎孕妈妈更为明显，要特别注意避免劳累，多休息，这对减轻身体不适、预防早产都有好处。

定期检查

双胞胎孕妈妈要定期到医院做产检，时刻关注自己和胎宝宝的变化，以便一旦发现异常情况可以及早采取措施。

切忌频繁、激烈的运动

　　进入孕8月，孕妈妈的体重持续增加，身体负担加重。这一时期，孕妈妈依然要保持适当的运动，为将来的顺利分娩打下良好的基础。由于腹部膨大，这时候的运动一定要适度、轻松，不能过于频繁，也不能做剧烈运动。可以选择散步、孕妇保健操等运动方式，或者适当进行以下练习。

直立摆动

　　这个动作可以让孕妈妈放松身心，保持心情愉悦，缓解孕期疲劳和睡眠不佳的情况，而且简单易做，不会给孕妈妈的身体造成负担，孕8月的妈妈每天都能做。

　　动作要领：双脚并拢站立，两脚大脚趾、脚跟和脚踝互相接触，闭上眼睛，收紧大腿和臀部肌肉。身体向左右摆动，想象自己是双脚扎根在土里的植物，不断生长。保持这个姿势数秒后回正。

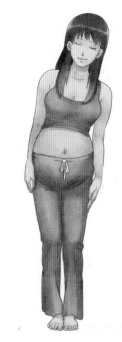

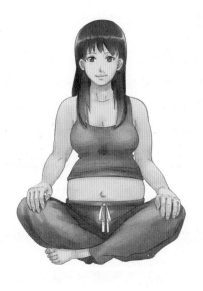

盘坐冥想

　　这是一款简单的瑜伽坐式动作，用它来做冥想非常适合孕妈妈的放松。在做冥想时，心中不要有任何杂念，应一心一意练习，有利于排解分娩前的压力。

　　动作要领：双腿交叉，左脚压在右腿下方，右脚压在左腿下方。挺直脊背，收紧下巴。深呼吸，闭上双眼冥想片刻。睁开眼，双手向前放在膝盖前方。

孕期失眠的缓解措施

到了孕晚期，即使是孕早期睡眠很好的孕妈妈也会受到失眠的困扰。一方面由于肚子太沉重，睡眠姿势受到限制；另一方面，各种不适症状也容易引起孕妈妈精神上的疲劳与不安。可以通过以下方法慢慢改善：

○ 改善睡姿。习惯采用仰卧位的孕妈妈容易失眠，睡觉时采取左侧卧或者左、右侧卧姿势不断更换，可以减轻子宫对大静脉和输尿管的压迫，使孕妈妈在夜间睡得更踏实。

○ 舒缓紧张的情绪。孕妈妈睡不着时，不要太过紧张，可以试着深呼吸，使心情平静下来，也可以起来看看书、听听胎教音乐，将注意力转移后再睡。

○ 减轻身体的不适。孕妈妈可以在白天的时候采取措施，如放松肌肉等来缓解身体不适，减轻晚上身体的负担；睡前也可以泡泡脚或做个按摩来放松。

○ 吃利于安眠的食物。孕妈妈临睡前可以喝一杯温牛奶，日常饮食中也可适当吃芹菜、百合等食物来改善睡眠质量。

出现先兆子痫应入院治疗

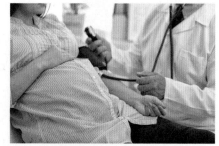

先兆子痫是以高血压和蛋白尿为主要临床表现的一种严重妊娠高血压并发症。孕 24 周后，在常规检查中发现蛋白尿、血压升高、体重异常增加，且脚踝部开始水肿，休息后水肿也没有消退，同时伴有头痛、视力模糊、胸闷、恶心、呕吐、上腹不适等症状，这就是先兆子痫。

先兆子痫的危险性在于，它可能造成孕妈妈出血、血栓栓塞、抽搐、肝功能衰竭、肺水肿、远期的心脑血管疾病甚至死亡。还会间接地对胎儿造成极大危险：早产、出生体重偏低、生长迟缓、肾脏损伤、胎死宫内。

鉴于其危险性，一旦出现先兆子痫，孕妈妈应立即入院治疗，积极处理。孕期要注意预防和及早治疗妊娠高血压，以免发展成先兆子痫。

No.5　胎教方案

本月，胎宝宝生长迅速，大脑的发育日趋成熟，是接受信息的关键时期，已经可以通过声音产生记忆，并能感受到外界的情感。所以本月除了可以继续前面几个月的胎教，还可增加一些小游戏或者讲故事等内容，增强胎教过程中的趣味性。

**为宝宝开启
阅读胎教**

这个时期，胎宝宝的大脑已经能够捕捉到外界的信息，准爸妈可以为宝宝开启阅读胎教。阅读内容可以是一则童话故事，也可以是一本好书，还可以是一本幼儿画册，只要内容是积极向上、生动有趣，充满幸福、智慧、友爱的。胎教故事可以不必太多，反复念同一则故事也无妨，这样还会令胎宝宝的神经系统变得对语言更加敏锐。

阅读的时候，准爸妈要集中精力，将注意力和感情都投入进去。阅读时既要避免大声大气的喊叫，又要防止平淡乏味的读书，要绘声绘色地讲述，并注意声音的起伏，还可以配合表情，让胎宝宝充分感受到爸爸的情绪变化。

在给宝宝读了一段时间的故事之后，多观察胎宝宝的反应，这样做不仅让胎教变得更有趣，还能根据宝宝的反应适时调整胎教方案。

**和宝宝一起
玩"踢肚"
游戏**

当宝宝在孕妈妈体内踢肚时，准爸妈要把握住时机和宝宝一起玩游戏。当宝宝开始踢妈妈肚子时，孕妈妈轻轻地拍打几下被踢部位，然后停下来，等待宝宝再次踢肚。通常1～2分钟后宝宝会再次踢肚，这时孕妈妈可以再次轻轻拍打几下，然后停下来，等宝宝再次行动时，孕妈妈可在宝宝所踢部位的不远处，改变方向拍打，诱导宝宝活跃起来。这个游戏可以每天进行2次，每次可玩5分钟左右，在晚上宝宝活跃时进行效果最佳。

　　这个月是胎儿快速发育的时期，在孕妈妈负担日益增大的情况下，很多问题都有可能出现。提前了解有哪些可能出现的问题以及解决的方法，可以帮助孕妈妈在真正面临问题时不慌乱，能够做出正确的判断。

检查出胎位不正怎么办？

　　胎位为臀位或横位的孕妈妈可以采用膝胸卧位进行纠正。方法为：孕妈妈排空膀胱，松解裤带，跪于床上，大腿与床面垂直，身体俯向床面。每日 2 次，每次约 15 分钟，1 周后复查。

　　胎位为横位或枕后位的孕妈妈可以采取侧卧姿势进行转位。方法为：孕妈妈休息时采取侧卧姿势，向侧卧方向轻轻抚摸腹壁。每日 2 次，每次约 20 分钟，利用重力作用使胎头进入骨盆。

皮肤瘙痒怎么处理？

　　对一般性的皮肤瘙痒，可以加强日常护理：不要穿着不透气的化纤内衣，避免进入湿热环境；经常换洗内衣裤，保持个人卫生的清洁；洗澡时不要用温度太高的水，也不要用碱性香皂使劲擦洗；饮食中避免食用辣椒、生大蒜、胡椒、生姜、海鲜等刺激性较强的食物；尽量放松心情，避免紧张、压力过大、焦虑不安等情绪加重瘙痒症状；不要用指甲抓挠搔痒，以免刮伤皮肤，造成感染。如果皮肤瘙痒难耐，孕妈妈应该去医院找医生寻求帮助，按医嘱用药。

B 超显示羊水过少怎么办？

　　如果是由于母体血容量不足或缺氧、脱水引起的羊水过少，通过大量饮水、静脉输液以及吸氧的确可以起到一定作用。必要时还可以采用羊膜腔内灌注疗法，即在 B 超引导下用穿刺针经腹向羊膜腔内注入适量的生理盐水以改善羊水过少的状况。

胃部总有灼烧感怎么处理?

为了缓解和预防胃灼热,孕妈妈可以在日常饮食中避免过饱,减少高脂肪类食物的摄取,不要吃口味重和油炸的食物,以减轻胃部负担,避免胃灼热。吃完饭后,不要急于坐卧,可适当散步,以缓解胃灼热。另外,临睡前喝一杯热牛奶,也有改善晚上胃灼热困扰的作用。

总觉得胸闷、喘不上气,是怎么回事?

怀孕 28 周以后,随着孕妇子宫体积的不断增大,腹压升高,影响了膈及胸廓呼吸肌正常的呼吸运动,这是导致孕晚期胸闷气短的主要原因。加上胎儿的过快增长压迫了孕妈妈的下腔静脉,使回心血量减少,孕妈妈的心肺都承受着双重的负担,从而造成呼吸的不适,包括呼吸短促,有窒息感,总觉得胸闷、喘不上气等。

出现这种情况,孕妈妈不必过于担心,也无须吃药治疗,因为这是一种正常的孕晚期不适现象,等胎儿分娩后即会自行消失,孕妈妈只需要做到加强饮食营养、少量多餐、定期孕检以及注意休息即可,同时要注意避免在孕晚期体重增长过快、过多,以免加重呼吸不适的症状。如果胸闷特别难受的话,建议孕妈妈去氧气充足的地方待一会儿,能帮助吸入更多的氧气,缓解这种不适。

大笑或打喷嚏时,有轻微漏尿现象,该怎么办?

这种情况称为压力失禁,是由于子宫对膀胱及盆腔底的压力作用,因而导致少许尿液流出。为了避免漏尿的尴尬情况出现,有此现象的孕妈妈如果要出门,可以随身携带一些卫生护垫在身上,并注意经常更换,以免滋生细菌。另外,孕妈妈可以通过加强盆底肌肉的力量训练来缓解这一症状。骨盆底肌肉练习方法:取站姿或坐姿(只要觉得舒服,躺着也行),收紧骨盆底肌肉,数 8 ~ 10 秒,放松几秒,再收紧,反复数次。

最近乳房会分泌出一点液体,正常吗?

这种液体叫初乳,是乳汁的前期成分,一般分娩后不久才会分泌。有时在怀孕中后期,分娩尚未开始时,初乳便开始分泌了,但量不多,也不是所有的孕妈妈都会这种现象。出现这种情况,孕妈妈需注意保持乳房卫生,避免过度刺激乳房,以免引起宫缩。

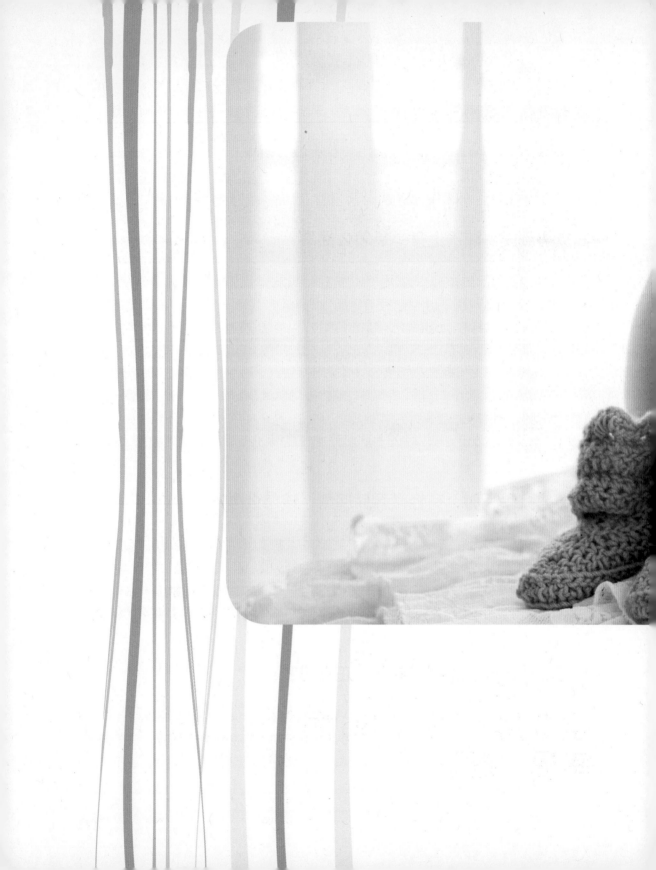

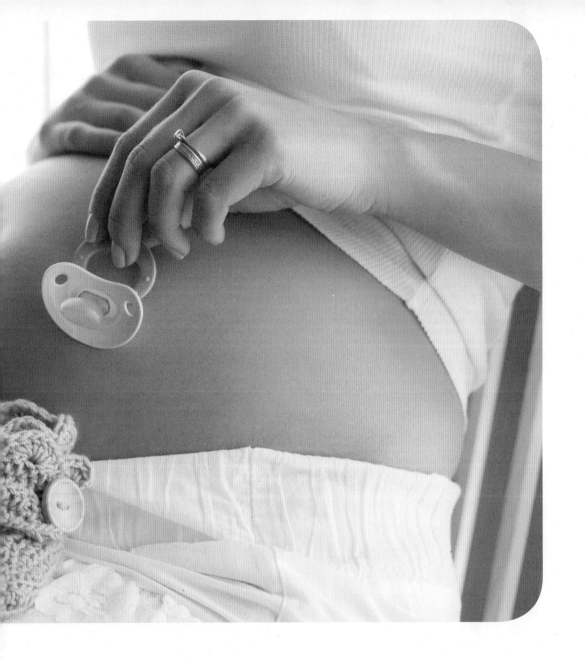

Chapter 9
孕9月（33 ~ 36周）：
幸福，近了

小宝贝已经具备了新生儿的外表，渐渐地成长为能适应外界环境的状态了。尽管身体上的不适也愈发严重，但一想到只要再坚持一下，就可以见到他了，还有什么比这件事能更让你感到幸福呢？

胎宝宝的发育情况

胎儿基本发育完全，只有部分器官还在继续发育完善中。胎儿的头部将朝下，并逐渐下沉，形成准备出生的状态。身体也变得越来越丰满，如果胎儿在本月末前后出生，那么就是足月儿了，一切生命体征都会良好发育。

① 孕 33 周：皮肤变滑了

呼吸系统和消化系统已经接近成熟，骨头在逐渐变硬。头发更加浓密了，指甲也已经长到指尖，皮肤不再那么皱，看上去平滑了很多。

② 孕 34 周：头部进入骨盆

脂肪层开始变厚，看上去越来越丰满，已经十分接近新生儿。指甲仍在生长，肺部差不多已经成熟。胎位基本固定，正常情况下头部进入骨盆，紧压在妈妈的子宫颈口。

③ 孕 35 周：基本发育完全

已经基本发育完全，不过体重还会继续增长。看上去已经是圆圆胖胖的样子了，非常可爱。肾脏已经发育完全，肝脏也具有新陈代谢的功能。能够听到外面的声音，对妈妈的声音尤其敏感。

④ 孕 36 周：足月了

覆盖在身上的绒毛和保护皮肤的胎脂开始逐渐脱落，胎儿会将这些脱落物以及羊水中的其他分泌物吞咽下去，最终形成胎粪，待出生后排出。本周末，胎宝宝就足月了。

孕妈妈的生理变化

　　腹部变得更大了，压迫着心脏、肺等器官，引起心悸、气喘、胃胀、食欲差、尿频等症状。由于即将临产，孕妈妈的心情也会变得较为复杂，既激动又担心，会患得患失、烦躁不安。这是正常的，家人应及时开解，让孕妈妈保持一个好心情。

1 孕33周：不规则宫缩增多

　　手、脚、腿等都可能会出现水肿。由于胎头下降，会时常感觉尿意频繁，骨盆和耻骨联合处酸疼不适，腰痛加重。不规则宫缩的次数增多，腹部经常阵发性地变硬变紧。外阴变得柔软而肿胀。

2 孕34周：手脚肿得厉害

　　随着胎宝宝头部的下降，呼吸不畅和胃部不适都会有所缓解。脚、脸、手等部位肿得更厉害了。初产妇的胎儿头部大多已降入骨盆，紧压住子宫颈口，经产妇的胎儿入盆时间则要晚一些。

3 孕35周：行动更为艰难

　　腰坠腹痛，骨盆后部附近的肌肉和韧带变得麻木，甚至有一种牵拉式的疼痛，使行动变得更为艰难。如果对日益临近的分娩感到焦虑不安，应该努力让自己平静下来，养精蓄锐。

4 孕36周：体重达到峰值

　　体重增长达到峰值，肚子相当沉重，连肚脐都突出来了。宫缩次数增加，子宫颈和阴道变得柔软。起居坐卧都相当费力，孕妈妈上下楼时一定要注意安全。

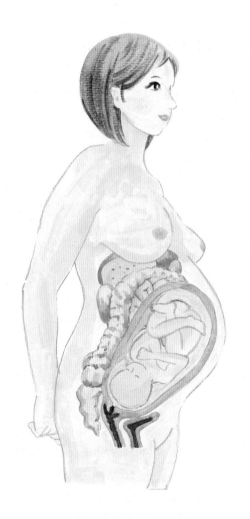

孕妈妈细节备忘

孕妈妈的身体终于到了能把宝宝生出来的状态，而且离能见到宝宝的日子越来越近了。孕妈妈身体上的负担可能也越来越大，应多注意休息，静心待产。

- 适当做一些助产运动，对维持身体健康和帮助顺利分娩都有帮助。
- 多了解一些关于分娩的知识，以及宝宝出生后的注意事项等。
- 确认生产计划（是顺产还是剖宫产）。
- 提前安排月子里的繁杂事。
- 确认办理宝宝出生登记等各项手续。
- 勤数胎动，及时发现异常。
- 练习生产时的呼吸方法和顺产分娩操。
- 注意补充维生素，提高身体免疫力；适当补锌，帮助顺产。

准爸爸必修课

越临近分娩，准爸爸越要细心呵护孕妈妈，帮孕妈妈按摩、准备饭菜等。因为孕妈妈的肚子已经非常大了，所以，洗脚、剪脚趾甲、系安全带这类事情，都可以由准爸爸代劳。

- 坚持每天给孕妈妈做按摩，使她感到放松。
- 多抽时间陪陪妻子，安抚好妻子的情绪。
- 给身体笨重的孕妈妈洗脚、剪脚趾甲，帮助孕妈妈系好安全带。
- 当孕妈妈过分热衷做胎教时，应适时制止，为孕妈妈把握好时间，并随时提醒观察胎儿的反应。
- 准备宝宝出生后的用品和衣物，按照孕妈妈的意愿布置好新生宝宝的房间。
- 有些准爸爸也会有产前焦虑情绪，一定要注意调整好，以免给孕妈妈造成不良影响。

No.2　产检安排

本阶段的产检，一方面是为确定胎儿的健康状况，另一方面主要是评估孕妈妈的生产条件，然后根据结果决定分娩方式。

B 超和胎心监护

孕 33 周左右，要重点做一次 B 超检查和胎心监护。通过 B 超检查观察胎儿大小、羊水多少、胎盘功能以及胎儿有无脐带绕颈等。通过胎心监护观察胎儿的活动情况。

阴道拭子、B 超和内检检查

孕 35～36 周时，医生会给孕妈妈做阴道拭子检查。用小棉棒伸进阴道提取一些白带，然后进行普通培养，如果结果显示阴性，则表明没有细菌生长，可以作为判断能否顺产的一个依据。如果感染，需要治疗处理。B 超检查依然是观测胎儿的大小等情况。内检主要是了解骨盆腔的宽度是否适合顺产，同时也希望能够刺激子宫颈早点成熟，促进产兆出现，以免发生过期妊娠。

医生通常会根据这几个方面的结果分析，来评估适合孕妈妈的分娩方式。

心电图检查

本阶段是整个孕期心脏压力最大的时候，孕妈妈进入临产状态时心脏压力也很大，所以，这时候的心电图检查是判断心脏能否承受生产压力的重要依据。

水肿检查和体重检查

本月，孕妈妈的水肿情况进一步加重，为判断水肿情况，医生通常会用指压法来检查水肿。即用手指按压腿部，若指压时有明显凹陷，恢复缓慢，表明出现水肿。若休息后水肿不消退，则应测量血压。若水肿严重，还要检查 24 小时尿蛋白定量、血常规、血浆白蛋白、肌酐、心电图、肾脏 B 超等，以判断具体情况。

体重虽在每次产检时都需进行测量，但在孕晚期尤其需引起重视。

No.3   饮食营养攻略

到了怀孕 9 个月，孕妈妈的大肚子开始压迫胃部，造成食欲下降。虽然胃口没那么好了，但孕妈妈依然要注重饮食营养，一方面为自身提供足够的能量，为顺利分娩做准备；另一方面保证胎儿的营养需求，使胎儿保持一个适当的出生体重。

需重点补充的营养素

这个月已经是怀孕后期，随着生产的临近，孕妈妈要注意补充有助生产的关键营养素，为宝宝的顺利降生做好准备。

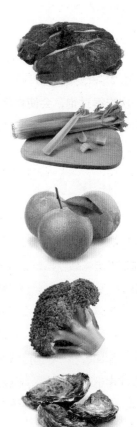

○ 蛋白质

本月胎宝宝需要更多的蛋白质以满足组织合成和快速生长的需要，孕妈妈也要为分娩储备足够的蛋白质。可以多吃一些牛奶、肉类、鱼虾类、蛋类等优质蛋白质含量较高的食物。

○ 膳食纤维

本月孕妈妈的便秘和痔疮症状可能会进一步加重，每天摄入足量含膳食纤维丰富的蔬菜、水果、粗杂粮等非常重要。

○ 维生素 C

维生素 C 能够帮助加固由胶原质构成的羊膜，孕妈妈在这个阶段要摄入足够的维生素 C，以降低羊膜早破的风险。维生素 C 主要源于新鲜蔬菜和水果，如西红柿、橙子和西兰花等。

○ 维生素 K

维生素 K 是"止血功臣"，如果孕妈妈体内含量不足，生产时易发生大出血，胎儿也容易发生出血问题。所以这个阶段孕妈妈要注意每天多吃富含维生素 K 的食物，如菠菜、西兰花、奶酪等。

○ 锌

孕晚期补充足量的锌，可以使孕妈妈在分娩时子宫收缩强劲有力，促进自然生产的顺利进行，还能缩短产程。含锌量高的食物有瘦肉、蛋黄、鱼肉、牡蛎、大豆、核桃等。

孕 33 ～ 36 周饮食细则

虽然孕期需要加强营养，但对于即将生产的孕妈妈来说，为了能顺利分娩，还是要注意控制食物的摄取，预防营养过剩；同时还要继续通过合理饮食来减轻孕晚期的不适。

○ 饮食以量少、丰富为主

这个时期孕妈妈的饮食应以量少、丰富为主，家人在为其准备膳食时一定要注意食物的多样化和合理搭配，多用富含优质蛋白质、矿物质和维生素的食材，避免让孕妈妈吃易产生饱腹感、营养价值低的食物；要适当控制每顿进食的数量，可采取少量多餐的形式。

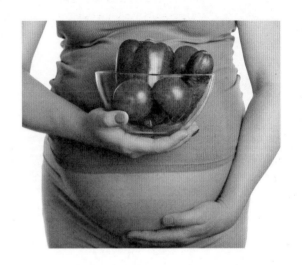

○ 少量多餐，减轻胃部不适

怀孕第 9 个月，由于子宫增长迅速，压迫胃部，会使孕妈妈感到胃灼热。如果一次吃得过饱，会使胃部扩张，让胃部受到子宫挤压，加重不适。但如果不摄入足够的食物，又不能满足营养的需求，所以宜采用少量多餐法。孕妈妈每顿饭保持七八分饱，每日进餐次数增加到 5 或 6 次，多食用易消化、营养价值高的食物，少食用高脂肪食物，不吃重口味或油炸的食品，以减轻胃部不适。

○ 控制盐和水分的摄入

孕晚期不少孕妈妈仍然有水肿的现象，如果摄入过多的盐和水分会加重水肿的症状。因此孕妈妈的饮食宜清淡，每天盐分的摄入不宜超过 5 克，以免加重水肿。除了做菜时要少放盐、酱油、味精等调味品以减少盐分外，孕妈妈还应避免无意中对盐的摄取，比如坚果类食品，如"椒盐腰果""盐焗杏仁"等。另外要注意控制水分的摄入，不要一次性喝太多水，可以少量多次饮用；在上午时多饮一点，下午和晚上适当减少饮水量。

○ 用香蕉补充能量

孕妈妈在孕晚期由于肚子越来越大，会消耗大量的能量，香蕉能快速补充能量，其中的糖可以非常迅速地转化为葡萄糖，立即被人体吸收，不失为一种快速的能量来源。而且香蕉富含钾元素，钾有稳定血压、舒缓情绪的作用，可以振奋人的精神和提高信心，所以常吃香蕉还可以缓解孕妈妈的产前焦虑。

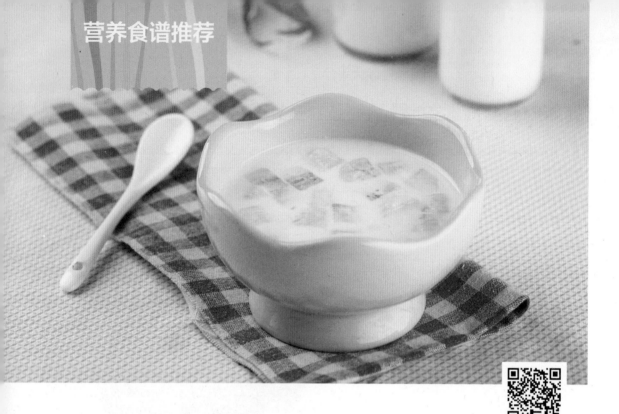

香蕉蜂蜜牛奶

扫扫二维码
同步学做菜

原料 -

香蕉1根，牛奶60毫升

调料 -

蜂蜜20克

做法 -

1 洗净的香蕉去除果皮，把果肉切成小块，装入盘中，待用。

2 砂锅中注入适量清水烧开，

3 倒入切好的香蕉，拌匀，煮至沸。

4 注入适量牛奶。

5 加入少许蜂蜜。

6 将食材搅拌匀，略煮片刻。

7 关火后盛出煮好的香蕉蜂蜜牛奶即可。

五彩鸡米花

原料

鸡胸肉85克，圆椒、茄子各60克，哈密瓜50克，胡萝卜40克，姜末、葱末各少许

调料

盐3克，水淀粉、料酒各3毫升，食用油适量

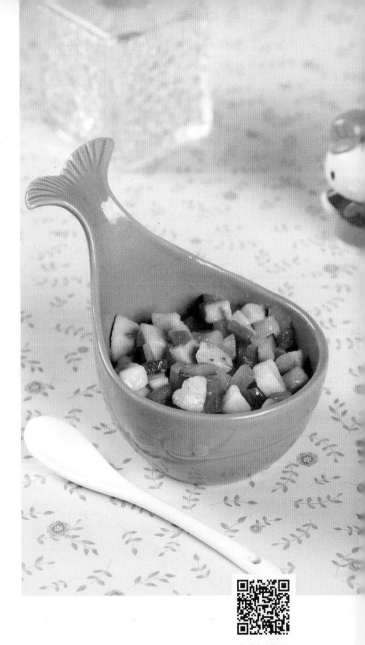

做法

1. 将洗净的圆椒去籽，切条，改切成丁；洗好的胡萝卜切成丁；洗净的哈密瓜、茄子分别切成粒。

2. 把洗净的鸡胸肉切成粒，装入碗中，放入少许盐、水淀粉、食用油，腌渍3分钟至入味。

3. 锅中注水烧开，放入胡萝卜、茄子，煮1分钟至断生。

4. 下入圆椒、哈密瓜，拌匀，再煮半分钟，捞出全部食材，待用。

5. 用油起锅，倒入姜末、葱末，爆香，放入鸡胸肉，翻炒松散至鸡肉转色。

6. 淋入少许料酒，拌炒香，倒入焯过水的食材，拌炒匀。

7. 加入适量盐，炒匀调味。

8. 将炒好的五彩鸡米花盛出，装入碗中即可。

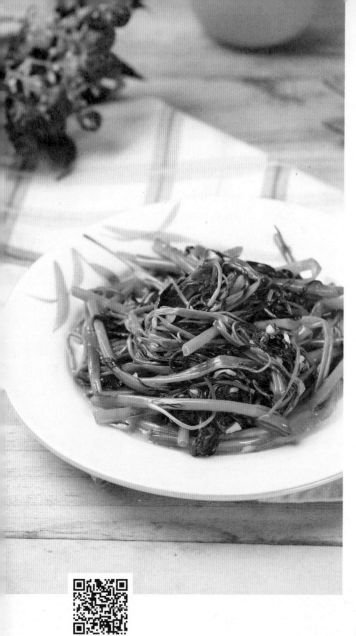

蒜蓉空心菜

原料 --------------------------------

空心菜300克，蒜末少许

调料 --------------------------------

盐、鸡粉各2克，食用油
少许

做法 --------------------------------

1　洗净的空心菜切成小段。

2　把切好的空心菜装入盘中，待用。

3　用油起锅，放入蒜末，爆香，倒
入切好的空心菜，用大火翻炒一
会儿，至其变软。

4　转中火，加入少许盐、鸡粉，快
速翻炒片刻，至食材入味。

5　关火后盛出炒好的食材，装入盘
中即可。

扫扫二维码
同步学做菜

188

鸭血鲫鱼汤

原料

鲫鱼400克，鸭血150克，姜末、葱花各少许

调料

盐、鸡粉各2克，水淀粉4毫升，食用油适量

做法

1 将处理干净的鲫鱼剖开，切去鱼头，去除鱼骨，片下鱼肉，装入碗中，备用。

2 把鸭血切成片。

3 在鱼肉中加入适量盐、鸡粉，拌匀，淋入适量水淀粉，搅拌匀，腌渍片刻，备用。

4 锅中注入适量清水烧开，加入少许盐，倒入姜末，放入鸭血，拌匀，加入适量食用油，搅拌匀。

5 放入腌好的鱼肉，煮至熟透，撇去浮沫。

6 关火后把煮好的汤料盛出，装入碗中，撒上葱花即可。

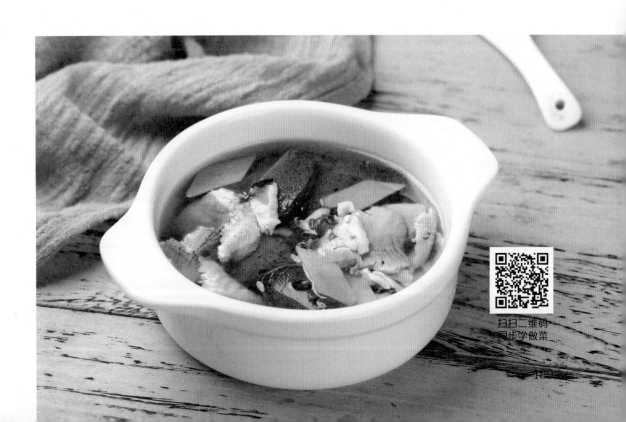

扫扫二维码
同步学做菜

191

No.4　日常起居指南

到了孕9月，孕妈妈的腹部还在向前挺进，各种孕晚期的不适不断挑战着孕妈妈的忍耐极限。此时准爸爸要多关心孕妈妈，对其生活要照护得格外仔细，还要帮助其放松精神；孕妈妈也要做好自我调整，以好的身体和心理状态迎接"胜利"的到来。

职场妈妈做好工作交接安排

按照国家的有关规定：育龄女性可享受不少于90天的产假。虽然孕妈妈在通常情况下，要等到孕38周左右才可以休产假，但是对于职场女性来说，提早做好工作的交接准备是十分必要的。

孕妈妈最好提前几个月就和即将接手自己工作的同事进行沟通，让他更早地熟悉岗位要求和工作性质，给他一个熟悉和接手的过程，以便能够更早、更全面地发现他在工作中可能遇到的各种问题，尽早进行指导和解决，以免孕妈妈一旦休产假，因联系不上或沟通不畅而导致工作延误。此外，孕妈妈还要对自己手头的工作做好充分的总结，以便在重回岗位时能够更好地衔接。

提前确定好分娩医院

选择分娩医院时，要考虑多方面的因素，这样才能尽可能地规避风险。通常，准爸爸妈妈可以从如下几个方面做好功课，然后根据实际情况确定分娩医院。

医院的口碑

通过多种渠道，如咨询有过生产经验的亲友、通过网络查询等，了解一下相关医院的情况，如医院的住院条件、床位是否紧张、医生的技术水平、紧急抢救设备或血源是否充足、能否选择分娩方法、分娩时能否陪床、产后有无专人护理和喂养专家指导等。

孕妈妈的身体条件

如果孕妈妈是高龄产妇，或在怀孕期间有高血压、糖尿病等病症，适宜选择妇产专科医院进行分娩。如果孕妈妈身体情况较为复杂，如妊娠期间患有胰腺炎、心脏病、贫血等病症，适宜选择综合医院的产科进行分娩，当发生并发症时能够及时处理。

建议产检、分娩选同一家医院

建议孕妈妈最好从产前检查、分娩直到产后随诊都坚持在同一家医院，这样，医生会有孕妈妈整个孕期、临产前及分娩时各个方面的详细检查记录，对孕妈妈的情况很熟悉。一旦分娩时出现意外状况，医生也能从容处理。

交通方便性

应选择离家近、交通方便的医院，这样，一旦孕妈妈出现任何异常或羊水破裂等突发情况，能够得到及时诊治。选好医院后，还应提前选好去医院的路线，考虑到可能会延误的时间，事先想好各种解决方案。

提前准备好待产包

临近生产，准爸妈们都会列一个住院必备物品清单，然后将必备的物品装进准备的待产包中，以便随时入院。待产包并不是胡乱准备一通，很多医院会提供部分母婴用品，所以最好事先向准备分娩的医院了解一下，以免重复；也可以向长辈或刚生过宝宝的新妈妈请教，她们的经验往往比较丰富。一般来说，待产包中需要这些东西：

孕妈妈的物品

换洗衣物：现阶段穿的衣物以及适合分娩后穿的衣物、方便哺乳的胸罩、拖鞋等。

洗漱用品：洗脸、洗私处、洗脚的毛巾，清洁或热敷乳房的方巾，小脸盆，牙刷，牙膏，漱口杯，梳子等。

卫生用品：湿纸巾、卫生纸、产妇专用护垫或卫生巾、产褥垫、溢乳垫等。

餐具及其他用品：水杯、饭盒、筷子、勺子、吸管、巧克力、红糖、吸奶器等。

宝宝的物品

和尚领前开襟内衣、婴儿帽、包被、出院服、毛巾、湿纸巾、纸尿裤、隔尿垫、护臀霜、润肤露、奶瓶、奶瓶刷、婴儿配方奶粉（小袋装即可）等。

证件资料及其他用品

孕妇保健手册或病历、历次产检报告单、医保卡、夫妻双方身份证、准生证等。还可以准备用于留念的数码相机、摄像机、各器具配套充电器等。

孕晚期运动好处多

进入孕9月，孕妈妈的身体负担进一步加重，适当且合理的运动，不仅能使孕妈妈很快适应这些变化，而且可以帮助身体为艰难的分娩过程做好准备。

助生产的下蹲式

自然分娩是健康的孕妈妈最好的选择，在孕晚期做一些有助于分娩的健身操，将对顺产有不小的帮助。下蹲式可以锻炼骨盆肌肉的收缩和放松能力，有助于保持骨盆的正常功能，同时可以减轻腰痛，锻炼臀部、背部和括约肌等骨盆下面的肌肉，帮助孕妈妈自然分娩。此外，常做下蹲式有助于刺激大肠运动，对缓解便秘也很有帮助。

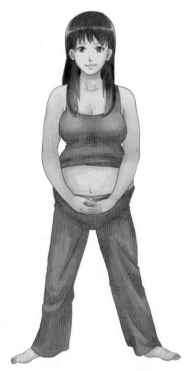

1 靠墙站立,两腿分开与肩同宽,脚尖向外,
双手十指交叉放于体前。

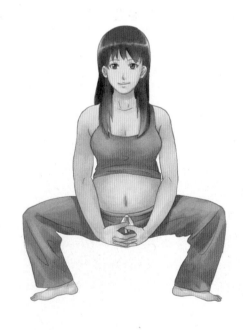

2 吸气,伸展脊椎向上。呼气,缓慢地下蹲。

3 吸气，伸展手臂向上贴墙。可借助瑜伽砖或抱枕支撑臀部。呼气，放下手臂，放松休息。

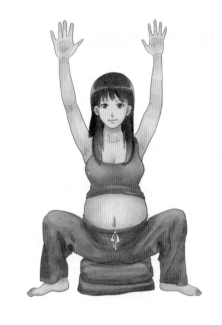

利用健身球放松身体

处于孕晚期的孕妈妈，时常会感到疲劳、肌肉酸痛，此时可以利用健身球来放松一下，缓解身体的酸痛和疲劳。孕妈妈可以参考以下步骤进行练习：

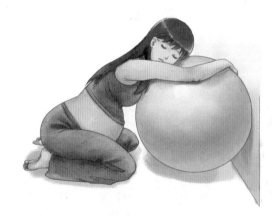

1 跪坐，臀部向下放松，坐在脚跟上，双手环抱球，将脸转向一侧，依次放松颈部、肩膀、背部、臀部和双腿。随呼吸左右摇摆身体。

2 跪立，大腿与地面垂直，将球放于胸腔的下方，腰部不要过度塌陷，放松腹部，双手环抱球，将脸转向一侧。

适当午睡缓解精神压力

进入孕晚期，许多孕妈妈会越来越感到"压力山大"，原因多种多样，如没有生产经验、害怕疼痛、担心胎儿畸形、身体不适等。这些精神压力容易让孕妈妈感到沮丧、无助、失望、恐惧。充足的睡眠时间可使孕妈妈保持良好的情绪，孕晚期的孕妈妈每天应至少保证8～9个小时的睡眠时间，可进行适当午睡。睡午觉可以使孕妈妈放松神经、消除劳累、恢复活力、调节精神。午睡的长短可以因人而异、因时而异，可午睡约1～2小时，不要睡更长时间，以免影响晚上的睡眠。虽然时间较短，但也要脱下鞋，将腿部垫高、全身放松，才能得到好的休息。

左侧卧睡眠利于缓解不适

随着妊娠的进展，子宫日益增大，骨盆腔左侧有乙状结肠，使增大的子宫不同程度地右旋。增大的子宫会压迫腹主动脉，使子宫动脉压力降低，影响子宫及胎儿的供血，还增加下腹动、静脉的压力，导致会阴静脉曲张和下肢水肿。

如果孕妈妈经常仰睡，增大的子宫便会进一步压迫腹主动脉，使子宫的供血量明显减少，影响胎宝宝的营养和生长发育，还会给孕妈妈带来静脉曲张、下肢水肿、胸闷、头晕等不适。如果孕妈妈经常采取右侧卧姿势入睡，将使得子宫进一步向右旋转或右移，进而牵拉到子宫血管、影响胎宝宝的血液供应，造成胎宝宝缺氧，严重时甚至可引起胎宝宝窒息或死亡。

从孕中晚期开始，孕妈妈可以采取左侧卧位睡眠，可减轻子宫对腹部主动脉和下腔静脉以及输尿管的压迫，改善孕妈妈心、肺、肝、肾的血流量，确保胎盘的血流通畅，给胎宝宝充足的供血量和供氧量；同时有利于缓解孕妈妈下肢的静脉曲张，减轻下肢水肿，还能预防早产。

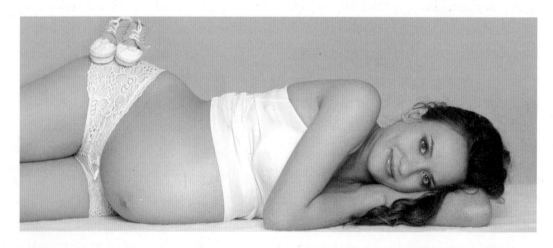

脐带绕颈要注意监测胎动

在孕晚期的产前检查中，脐带绕颈的现象非常常见，孕妈妈不必担心。正常情况下，脐带漂浮于羊水中。如果脐带的长度过长、羊水过多或胎动过频时，容易使脐带缠绕在胎宝宝的脖子上，形成脐带绕颈，其发生率高达 20% 左右。

大多数的脐带绕颈为 1～2 圈，但有时也多达 4～5 圈。多数情况下，脐带绕颈的圈数不多，缠绕也不紧，对血液的流通并无妨碍，不会导致胎宝宝宫内窒息。而且随着胎宝宝的运动，脐带有可能被胎宝宝自己绕开。但如果缠绕过紧，脐带就会受到压迫，致使胎宝宝缺氧。若孕妈妈被诊断为脐带绕颈，应每日注意监测胎动和胎心音，减少身体振动，保持左侧卧位睡姿，一旦发现异常要立即就医。

缓解孕晚期水肿的方法

水肿是孕期常见的症状，随着胎宝宝越来越大，羊水增多，到孕晚期孕妈妈的水肿可能会越来越严重，从足背、小腿逐渐蔓延到大腿、外阴以至下腹部，严重时会波及双臂和脸部。缓解孕晚期水肿可从以下几方面入手：

饮食调理

孕妈妈的饮食宜清淡、少盐，可适当吃一些鲤鱼、冬瓜、红豆、芹菜等利水消肿的食物；每天要保证食入肉、鱼、虾、蛋、奶等动物类食物和豆类食物，以保证摄取足量的优质蛋白质，防止营养不良导致的病理性水肿。

生活调理

孕妈妈要保证充足的休息和睡眠时间，避免长时间站立或行走；尽可能经常把双脚抬高、放平；休息时建议采取左侧卧位；避免穿着紧身衣物，尽量穿纯棉舒适的衣物，选择柔软、舒适的鞋子，不要穿会压迫到脚踝及小腿的袜子。

按摩调理

按摩对于促进血液循环有不错的作用，还能够有效预防和改善水肿。孕妈妈可以在准爸爸的帮助下，从脚向小腿方向逐渐向上按摩，以改善腿部血液。

运动调理

孕晚期，孕妈妈在家休息时或每晚临睡前，可以适当进行此前介绍的腿部运动，以调节身体血液循环，改善水肿症状。另外还可做以下运动：

- 仰卧在床上，双脚合拢伸直，将所有脚趾向内抓紧，维持数秒后放松。
- 仰卧在床上，双脚伸直分开，双脚脚掌向内打圈，再向外打圈。
- 仰卧在床上，双脚合拢伸直，慢慢将双脚提高，稍稍停留一会儿，再将双脚慢慢放下。

改善孕晚期尿频与漏尿

到了孕晚期，日渐膨胀的子宫以及下降的胎头开始压迫临近的膀胱，造成膀胱储尿量的下降，孕妈妈排尿次数随之增多，出现尿频，甚至因为胎儿发育压迫膀胱而出现压力性尿失禁，也就是漏尿。

孕晚期出现尿频于漏尿是正常现象，孕妈妈可以通过以下方法适当改善：

控制饮水

孕妈妈白天可以适当喝水，临睡前 1 ~ 2 小时内尽量不要喝，以减少夜间排尿的次数。

少吃利尿食物

孕妈妈在晚上应少吃利尿的食物，如西瓜、蛤蜊、茯苓、冬瓜、海带、玉米须等。

采取侧卧睡姿

孕妈妈躺下休息和睡觉时宜采取侧卧姿势，以减轻子宫对输尿管的挤压。为了减轻身体其他不适，孕妈妈可左右侧交替侧卧。

做缩肛运动

孕妈妈四肢跪地呈爬行状，背部伸直，收缩臀部肌肉，将骨盆推向腹部；弓起背，持续几秒后放松。进行此练习事前应征求医生的意见。

不要憋尿

出现尿意时，千万不可憋尿，应及时排空膀胱，以免引起膀胱炎症。如果发现小便浑浊，或出现尿痛的感觉，则可能是泌尿系统感染，应及时就医。

必要时使用护垫

孕妈妈外出时应先排空膀胱，如果途中排尿不方便，为了防止憋尿时间太长而产生漏尿，可以垫上护垫，以防突发情况，但护垫应及时更换。

No.5   胎教方案

本月胎宝宝进一步成长，大脑在逐渐完善，对外界事物的认知和感知度都变得更高。准爸妈在做胎教时，胎宝宝可能还会有所回应。

和宝宝一起晒太阳

本月胎宝宝的视神经和视网膜尚未发育成熟，胎儿最喜欢的亮度，是透过母亲腹壁进入子宫的微弱光线。因此，这时应该让胎儿享受透过母亲腹壁的阳光。

和宝宝亲密接触

抓住胎宝宝活动的时间，伴着轻松的音乐，让孕妈妈仰卧于床上或坐在舒适宽大的椅子上，全身放松，由准爸爸开始抚摸胎教。

抚摸可由头部开始，然后沿背部到臀部至肢体，轻轻地、有序地、反复地做抚摸动作。抚摸胎教每次宜进行 5～10 分钟，在抚摸时准爸妈要注意胎宝宝的反应，如果胎宝宝"撒娇"———般是轻轻地蠕动或来回扭动，说明可以继续进行；如果感受到胎宝宝"发脾气"——用力蹬腿，说明准爸爸抚摸得不舒服，就要停下来。

和宝宝一起"唱歌"

本阶段宝宝对母体外面的各种声音更加敏感，准爸妈不妨抓住宝宝胎动的生物钟，每天在固定的时间给宝宝哼唱几首歌曲，要轻轻地哼唱，富有感情地唱，想象宝宝在和爸爸（妈妈）一起"唱歌"。

唱歌时，胎宝宝一般都会有反应，比如随着歌声有规律地踢踢妈妈的肚子，或是安静地欣赏；当歌声停止，胎宝宝又会开始活跃起来，或是通过稍频繁的胎动表示"我还要再来一首呢"。准爸妈在给宝宝做胎教时不妨仔细观察，一定会发现不少乐趣。

怀孕 9 个月，距预产期越来越近，孕妈妈一方面对宝宝的出生充满了期待，另一方面心里也有一些小疑问：这个时期还能不能进行性生活？快生产了我是不是应该加把劲多吃一点……这些疑问将在下面给出解答。

孕晚期还能有性生活吗？

孕妇在孕晚期子宫增大很明显，对外界的刺激较为敏感，且容易收缩，应尽量避免机械性的强烈刺激，例如性生活，以免引起子宫收缩而导致早产或产后大出血。再加上孕晚期羊水量日渐增多，张力加大，在性生活中稍有不慎，就会导致胎膜早破，甚至引发早产。因此，到孕晚期应避免过性生活。

为什么要控制体重？

在这个阶段孕妈妈体重会加速增长，如果不加以控制，就会造成肥胖，容易引发妊娠高血压、妊娠糖尿病等并发症，而且进食过多还可能让胎宝宝成为巨大儿，为分娩增加困难，宝宝将来肥胖的概率也会比较高。所以越到孕晚期孕妈妈越要注意控制体重，多吃富含优质蛋白质、维生素的低脂肉类、新鲜蔬果，增加豆类、粗粮的摄入，还要坚持做适当运动。

宝宝偏小一周，预产期会跟着推后吗？

预产期并不是准确的分娩日期，在预产期的前后两周分娩都是正常的。而胎宝宝偏小一周可能是遗传了爸爸妈妈的体型，或与孕妈妈自己推算出来的末次月经时间不准确等原因有关，所以不用担心。

腰酸背痛得厉害，怎么缓解？

在孕晚期，胎宝宝不断长大而且逐渐下降，孕妈妈的腹部越发突出，身体重心前移，只有上身后仰才能保持平衡，这就使背部及腰部的肌肉常处在紧张状态，加上孕晚期孕妈妈的脊椎和骨关节的韧带变得松弛，会增加子宫对腰背部的神经压迫，造成腰背部疼痛，这是一种常见的现象。如果腰酸背痛得厉害，孕妈妈可伸开双臂做深呼吸，能减轻酸痛感；另外，经常按摩可以放松肌肉，缓解疲劳；孕妈妈还要注意走路时不要挺着肚子，以免增大对腰部的压力；坐着的时候背后靠个靠垫，给腰部以支撑。

痔疮越来越严重，非常痛苦，我该怎么办？

进入怀孕后期，由于子宫压迫盆腔静脉，不仅使直肠内静脉发生曲张、肿胀，而且使静脉回流不畅，从而容易形成痔疮。这段日子最好防止出现便秘，否则会更加痛苦。如果痔疮严重，可以请医生开些止痛软膏，也可以坐在冰袋垫上持续 10 分钟左右。另外，增加骨盆底训练也可以减少痔疮的发病概率。

总是睡不好怎么办？

到了这一阶段，孕妈妈的睡眠或多或少都会受到一定的影响，有些孕妈妈还会出现失眠的症状。当孕妈妈的睡眠变得糟糕时，不妨吃些有助于安眠的食物，如小米、牛奶、菠菜、香蕉等，并注意睡前少喝水，同时保持良好的作息，避免身体和精神过于疲劳。另外，保持左侧卧睡眠有助于缓解子宫对母体下腔静脉的压迫，增加心脏的血流量，可改善脑组织的血液供给，促进全身血液流通，进而提高睡眠质量。

总是感到皮肤痒痛，这是怎么回事？

由于腹部的隆起，孕妈妈的皮肤也相应不断张弛，这种不断的张弛会让孕妇感觉痒痛不已。这种情况会在胎儿出生后自然消失。平时应注意穿着舒适、透气的衣物，保持皮肤清洁卫生，如果实在难忍可涂抹润肤霜或橄榄油来缓解不适。但如果奇痒难忍，最好请医生检查一下，看看是否是由胆汁淤积引起的皮肤瘙痒。

最近总梦见宝宝流产，这是不是不祥之兆？

这并非什么不祥之兆。许多临近分娩的产妇，由于情绪紧张，加上总是担心胎儿的安危，做这样的梦也能理解。不过，孕妈妈还是应该尽量放松，保持平稳的情绪，同时做好产前检查，了解一些分娩知识，做到心中有数，这样可以减轻对分娩的不安。

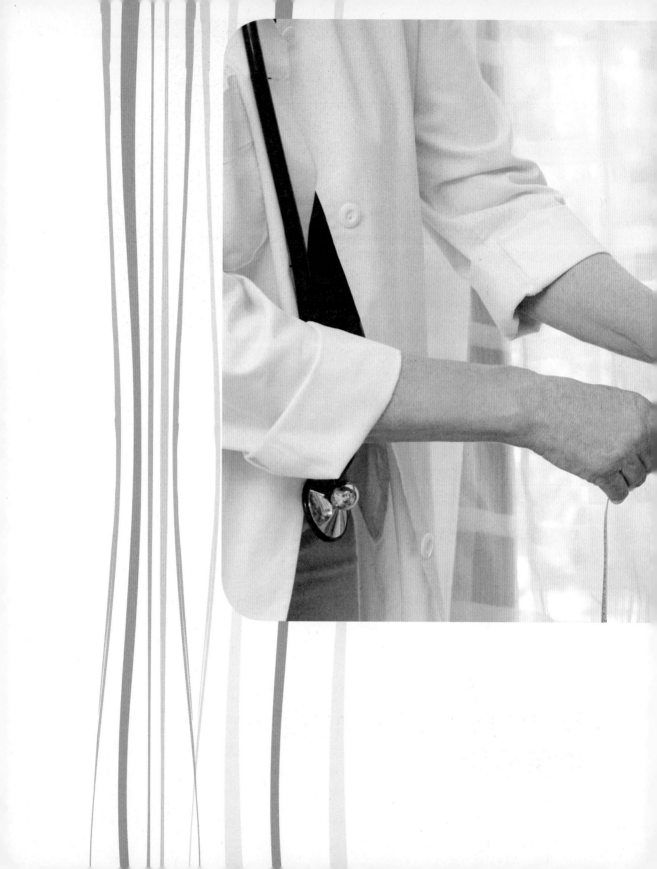

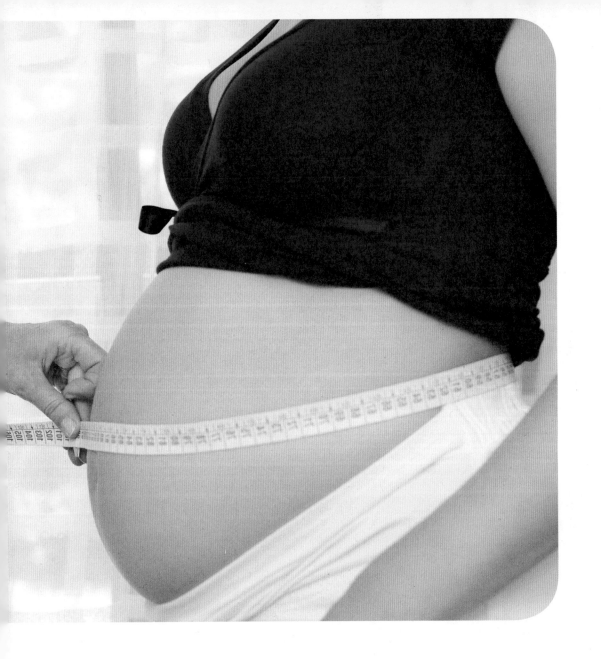

Chapter 10

孕10月（37 ~ 40周）：准备分娩

胎宝宝在本月的活动越来越少，器官已发育完好，随时可以出来和爸爸妈妈正式见面了。孕妈妈应充分休息、养精蓄锐，并随时做好准备，一旦出现宫缩、见红等情况时，要迅速赶往医院进行分娩。

胎宝宝的发育情况

胎儿的身体各器官已发育完成，个头也足够大了，随时都可以出生。尽管待在妈妈的子宫里很舒服，但宝宝不能一直待在里面。为了宝宝的健康，若超过预产期2周还没有出生，就需要在医生的建议下采取催产等措施，尽快生出宝宝。

1 孕 37 周：重约 3000 克

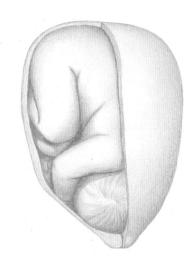

身长 48 厘米左右，重约 3000 克，几乎占满了整个子宫空间，所以活动频率也下降了。胎儿在母腹中的位置不断下降，部分胎毛已经褪去，其余的出生后才会脱落。

2 孕 38 周：随时都可以出生

身长 50 厘米左右，重约 3200 克，随时都可以出生。大部分胎儿这时候应该是长了头发的，一般有 1 ~ 3 厘米长。如果还没有出生，胎儿会在妈妈的肚子里继续生长，储备着脂肪。

3 孕 39 周：肺将最后成熟

体重有 3200 ~ 3400 克，甚至更重。小家伙的身体各器官已发育完成，肺是最后一个成熟的器官，要在出生后的几小时内才能建立起正常的呼吸模式。

4 孕 40 周：皮肤变得柔软光滑

身长约 52 厘米，重 3200 ~ 3500 克。皮肤变得柔软光滑，大部分胎脂脱落，胎毛几乎完全脱落，胎便会在出生后 24 小时内排出。

孕妈妈的生理变化

　　随时面临分娩，就快与宝宝见面了。这时候，孕妈妈可能会感觉到下肢肿胀越来越明显，盆骨和耻骨联合处因准备分娩而常常出现疼痛，心情也会因为宝宝的即将到来而感到兴奋、激动或是焦虑、害怕。

① 孕 37 周：呼吸顺畅多了

　　羊水逐渐减少，以便给宝宝腾出空间。由于子宫底的位置逐渐下降，会感觉呼吸顺畅多了，食欲也有所好转，但行动却日益艰难。尿意频繁，阴道分泌物也更多了，要注意保持身体清洁。

② 孕 38 周：心情复杂

　　体重可能会停止增长，但依然会感到身体越来越沉重。膀胱仍然会因为子宫的挤压而经常产生尿意。因为随时可能会来临的分娩，可能会感觉到既紧张又焦急，既盼望宝宝早日降生，又害怕分娩的痛苦。

③ 孕 39 周：静心等待

　　孕妈妈的体重、宫高等数值已经基本稳定，随时会分娩。几乎所有的孕妈妈都会感觉到有些紧张和不安了，但是能做的也只是尽量放松心情，耐心等待。

④ 孕 40 周：胎儿娩出

　　子宫内原来清澈透明的羊水会变得浑浊，胎盘功能开始退化。大多数胎儿都会在这一周诞生，不过提前或推迟两周也是正常的，不必过于焦急。

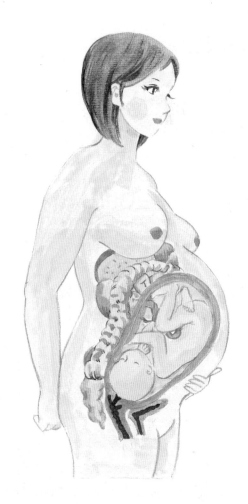

孕妈妈细节备忘

为了能保持精力充沛地与宝宝见面，孕妈妈要注意将身体调整到最佳状态。同时，为了确保生产时更顺利，不管是入院的准备，还是住院期间的生活安排，都应做好充足准备。

- 开始每周做一次产检，但注意不要单独外出，最好有人陪同。
- 即使胃口很好也不能吃得过多，要注意营养均衡、少吃多餐。
- 在孕检时咨询医生或通过图书和音像制品学习有助分娩的呼吸和用力方法。
- 相信自己是能顺利生产的，放松心情。
- 再次检查确认入出院时需要准备的物品。
- 再次确认生产计划与生产流程。
- 如有请月嫂的打算，应提前准备好。
- 密切关注身体变化，留心分娩征兆，做好随时入院的准备。

准爸爸必修课

距离与宝宝见面的日子越来越近了，准爸爸应尽可能待在孕妈妈的身旁。同时，多学习一些分娩和产后知识，减少分娩前后的慌乱。

- 尽量做到全程陪同妻子做产检。
- 确保手机信号通畅，一定要让孕妈妈能及时联络到。
- 密切关注妻子的临产征兆，并做好准备。
- 多陪在孕妈妈身边，共同承担分娩的痛苦，共同分享迎接宝宝的激动心情。
- 辅助孕妈妈做产前运动，确保运动安全。
- 照顾好孕妈妈的饮食起居，逗孕妈妈开心，鼓励孕妈妈增强生产的信心。
- 为孕妈妈收拾好住院物品，拟定初步的产后计划，避免产前、产后的紧张和慌乱。

No.2　产检安排

进入孕 37 周，要每周进行一次产检。测量体重、血压、心率等基础检查依然要继续进行，常规项目包括尿常规、胎心等。由于临近预产期，要密切监视胎动，并做最后一次 B 超，为生产做准备。

重视胎动检测

进入孕 38 周以后，胎动的幅度和次数都有所减少，孕妈妈多感觉为蠕动。此时，孕妈妈应以 24 小时作为一个周期，来观察胎儿的胎动是否正常。

通常，一日之中早晨时胎动最少，孕妈妈可以将数胎动的时间固定在每晚 20：00 ~ 23：00，每天坚持数 3 次，每次 1 小时。1 小时胎动 3 ~ 5 次，表明胎儿情况良好。若感觉胎动次数减少或超出正常胎动次数时，应引起重视。比如，若 1 小时胎动次数少于 3 次，应再数 1 小时，如仍少于 3 次，应立即去医院做进一步检查。

产前 B 超检查

胎宝宝在孕妈妈肚子里时刻都会发生变化，因此，在临产前大部分医生都会让孕妈妈做一次 B 超检查，以免因为胎宝宝的变化而让医生判断失误。这次 B 超检查主要是查看胎儿的大小、胎位、胎盘、羊水指数、脐带情况等，以全面了解胎儿出生前的情况。医生会根据此次 B 超结果评估胎儿的体重，为分娩方式提供参考。

如果 B 超检查发现羊水过少、胎盘异常、脐带绕颈等情况，应参考胎儿的体重，决定是否要剖宫产。胎位不正者要做好剖宫产的准备，且要比预产期提前两周入院，以免发生意外。

骨盆测量

骨盆测量是指利用骨盆测量器对孕妇的骨盆进行测量，这是产前检查必不可少的项目。狭小或畸形的骨盆都有可能引起难产，而骨盆测量能查清骨盆有无异常，有无头盆不对称，及早做出诊断以决定采取适当的分娩方式。骨盆测量分为外测量与内测量，主要测量孕妈妈骨盆入口和出口的大小。

临产检查

分娩前，医生通常会给孕妈妈做阴道检查以判断产程进展、检测胎心了解胎儿状况、观察羊水反映宫内状况等。

阴道检查

阴道检查可以清楚地了解到待产妇子宫颈开大的程度以及胎儿先露部分的进行性下降情况，比如宫颈位置和软硬度、胎头的位置、胎头有无变形及与骨盆的关系是否正确。

通常，在第一产程中，医护人员会每隔 2 小时做一次阴道检查。如果进展不好或先露下降满意但宫颈不开大，或两者都没进展，就表明产程出现问题，医生会根据情况及时处理。每一位产妇都要与医护人员配合，做好这项检查。

胎心监测

临产前做胎心监测主要是检查胎儿有没有宫内缺氧的情况。正常的胎心率一般为 120 ~ 160 次 / 分，低于 120 次 / 分或高于 160 次 / 分，都表明胎儿已经有缺氧现象。

现在大部分医院都采用胎心监护仪来监测胎心情况。胎心监护仪是利用胎心探头，固定于待产妇腹部听胎心最清楚的部位，连续地记录胎心信号，并记录在胎心监测的图纸上。此方法能比较客观地判断胎儿在宫内的状态，并了解胎心与宫缩变化的关系，是医院常用的胎心监护措施。

观察羊水

大多数产妇都是在胎膜破裂后羊水流出。羊水的性状、多少与胎心的变化同样重要，也能很好地反映宫内状况。

一般来说，羊水是半透明的乳白色，内含白色的胎脂，还有胎毛以及胎儿脱落的鳞状上皮细胞。当羊水中混入少量胎粪时，羊水会变为黄色。但当有比较多的胎粪排至羊水中时，尤其是在羊水量较少的情况下，羊水会变为绿色甚至深绿色，会很黏稠。所以，临产时破水后，除了观察胎心情况，还要密切观察羊水状况。

本阶段的营养供应不仅要满足宝宝生长发育的需要，还要满足自身因子宫和乳房增大、血容量增多及其他内脏器官变化所需求的营养。为此，孕妈妈的膳食应多样化，保证营养素和热量的供给。

需重点补充的营养素

本阶段孕妈妈需重点补充碳水化合物、优质蛋白质等，以满足自身和胎儿需求。另外，还需适当补充对生产和产后恢复有益的营养成分。

○　碳水化合物

碳水化合物能够为生产储蓄能量，为分娩时的孕妈妈提供大量的体能。孕妈妈应该保证每天 500 克左右的碳水化合物供给，但也不能过量，否则易使血糖升高。

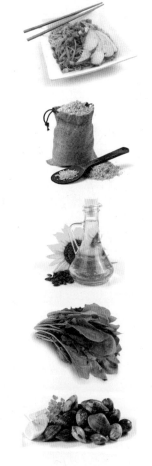

○　维生素 B_1

维生素 B_1 可以促进碳水化合物的吸收，有助于缓解产前疲劳。如果此时维生素 B_1 不足，会使孕妈妈产生呕吐、倦怠、体乏等状况，还会影响分娩时子宫的收缩，使产程延长。

○　维生素 E

维生素 E 可以使氧气得以输送到全身，从而解除孕妈妈的疲劳，缓解产前的紧张情绪，使肌肉得以放松。

○　铁

铁的补充可贯穿整个孕期，而且越是接近临产，就越应多补充铁元素。这是因为除了宝宝自身需要储存一定量的铁之外，孕妈妈在生产过程中也会失血。

○　锌

锌有助产功效，对分娩和产后恢复有着重要的作用。如果本阶段孕妈妈缺乏锌，会造成分娩时子宫收缩无力、产程延长，造成难产、产后出血过多或并发其他妇科疾病。

孕 37 ~ 40 周饮食细则

随着胎宝宝的继续生长，孕妈妈胃肠道容积减少，要坚持少量多餐，做到膳食多样化，以保证营养的供给，为生产积蓄力量。此外，孕妈妈还要充分了解产前、产程中的饮食注意事项。

○ 更加注重饮食质量

本阶段，孕妈妈要补充足够的能量，为了使摄入的食物中的营养能够被吸收，应多吃营养价值高的食物。且应注意尽量多吃易消化、少渣的食物，以免食物堆积在肠胃中，增加身体负担。

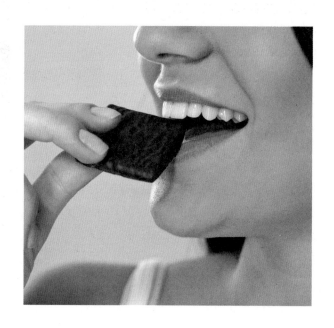

○ 适当吃些有助生产的食物

临近生产，不管孕妈妈胃口好不好，都要注意合理饮食，使营养均衡，并适当吃些有助于生产的食物，如坚果、巧克力等。这些食物可为孕妈妈在产前增加体力，以便应付随时可能来临的分娩。

○ 少吃多餐，不暴饮暴食

此时，有些孕妈妈会感觉胃口大开，但也有不少孕妈妈胃口变得差了，当出现这些情况时，都应坚持少吃多餐。一方面为保证营养的供应，另一方面也为减轻身体负担。千万不要暴饮暴食，以免引起消化不良、呕吐等。

○ 别大量饮水

本月，孕妈妈一般会感觉特别容易口渴，这是很正常的现象。孕妈妈要合理补水，以不感到口渴为宜，不能大量、大口地喝水，否则会影响进食，并增加肾脏负担，对即将分娩的宝宝不利。

○ 不要大量进补

产前不宜大量进补。这时如果大量进补，可能会造成营养过剩，引起孕妈妈肥胖，进而导致糖尿病、高血压病的发生；还可使胎儿过大，甚至发育异常。胎儿过大很容易造成难产，引起产妇产后大出血。

○ 顺产临产前饮食注意

一般从规律性的宫缩开始，到正式分娩，通常要历时 12 小时以上，而这期间会消耗大量的体能，孕妈妈需要持续不断地补充热量才能有足够的体力生产。这时可以少吃多餐，一天安排 4 ~ 5 餐，每顿不要吃得过饱，否则容易引起腹胀、消化不良，影响生产。

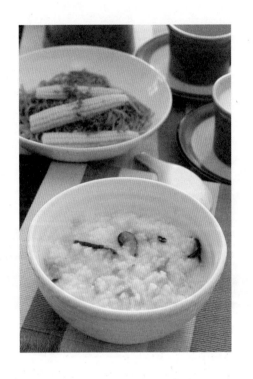

顺产的妈妈通常会经历 3 个产程，不同产程饮食也有些微的区别：

第一产程通常历时长，而且整个过程又会消耗大量体力，宜吃一些流质或半流质的食物，如稀粥、软面条、蛋羹等；每次不要吃太多，少食多餐。

第二产程子宫收缩频繁，强烈的子宫收缩常常会压迫胃部，引起恶心、呕吐，宜吃一些藕粉、果汁、红糖水等便于消化的食物，以快速补充体力，帮助胎儿娩出。

第三产程通常比较短，可以不进食。分娩结束后 2 小时左右可以进食半流质食物以补充消耗的能量。如果产程延长，可以喝些红糖水、果汁等以补充体力。

○ 剖宫产临产前饮食注意

如果是计划实施剖宫产，手术前要做一系列检查，所以饮食上有一些特别需要注意的地方。一般来说，手术前，孕妈妈适宜吃一些清淡的粥、肉丝面、馄饨、小菜等，但也不能多吃。

手术前一天，晚餐要清淡，术前 12 小时内不宜再进食，术前 6 小时不宜再喝水。在术前进食或喝水，一方面容易引起产妇肠道充盈及胀气，影响整个手术的进程，还可能误伤肠道，对产后身体恢复也不利；另一方面，为减少产妇痛苦，剖宫产术中通常会使用一些麻醉药物，在药物作用期间，会给产妇带来恶心、呕吐等不适症状，若呕吐，容易导致误吸，给产妇身体带来危险。

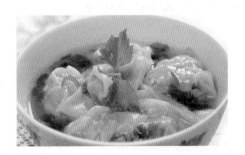

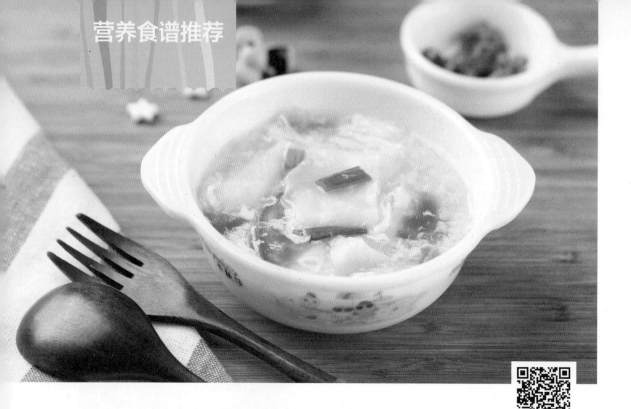

扫扫二维码
同步学做菜

西红柿面片汤

原料 - - - - - - - - - - - - - - - - -

西红柿90克，馄饨皮100克，鸡蛋1个，姜片、葱段各少许

调料 - - - - - - - - - - - - - - - - -

盐2克，鸡粉少许，食用油适量

做法 - - - - - - - - - - - - - - - - -

1 将馄饨皮沿对角线切开，制成生面片，待用。

2 洗净的西红柿切小瓣。

3 把鸡蛋打入碗中，搅散，调成蛋液，待用。

4 用油起锅，放入姜片、葱段，爆香，盛出姜、葱。

5 锅中倒入切好的西红柿，炒匀，注入适量清水，用大火煮约2分钟，至汤水沸腾。

6 倒入生面片，搅散、拌匀，转中火煮约4分钟，至食材熟透。

7 再倒入蛋液，拌匀，至液面浮现蛋花。

8 加入少许盐、鸡粉，拌匀调味，盛出即可。

菠菜芹菜粥

原料

水发大米140克，菠菜60克，芹菜35克

做法

1 将洗净的菠菜切小段。

2 洗好的芹菜切丁。

3 砂锅中注入适量清水烧开。

4 放入洗净的大米，搅拌匀，使其散开。

5 盖上盖，烧开后用小火煮约35分钟，至米粒变软。

6 揭盖，倒入切好的菠菜，拌匀。

7 再放入芹菜丁，拌匀，煮至断生。

8 关火后盛出煮好的芹菜粥，装在碗中即成。

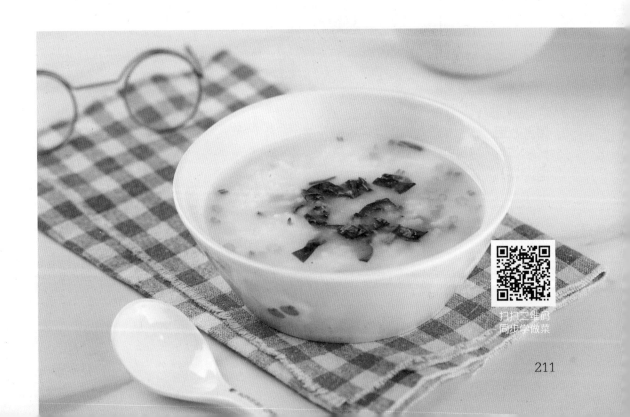

扫扫二维码
同步学做菜

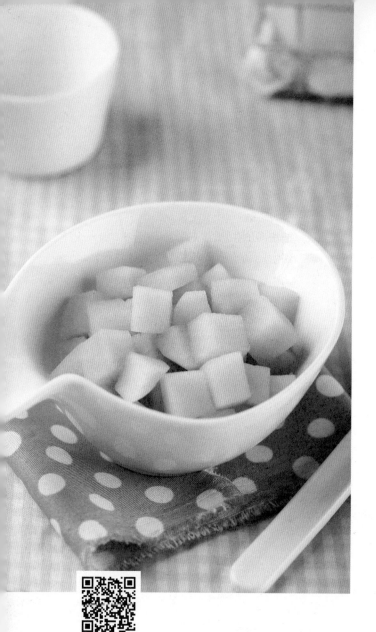

蒸苹果

原料 -

　　苹果1个

做法 -

1　将洗净的苹果对半切开，削去外皮。

2　把苹果切成瓣，去核，将苹果果肉切成丁。

3　把苹果丁装入碗中。

4　将装有苹果的碗放入烧开的蒸锅中。

5　盖上盖，用中火蒸10分钟。

6　揭盖，将蒸好的苹果取出。

7　冷却后即可食用。

扫扫二维码
同步学做菜

西芹牛肉卷

牛肉300克，胡萝卜70克，西芹60克

调料

盐4克，鸡粉2克，生抽4毫升，水淀粉适量

做法

1 将洗净的西芹切成粗丝，洗好去皮的胡萝卜切粗丝。

2 把洗净的牛肉切成片，装入碗中，加入少许生抽、盐、水淀粉，拌匀，腌渍10分钟。

3 锅中注水烧开，加入少许盐、鸡粉，倒入胡萝卜丝，搅匀，煮约半分钟。

4 再倒入切好的西芹，搅匀，略煮一会儿，捞出沥干，待用。

5 将腌渍好的牛肉片摊开、铺平，再摆上焯熟的食材，卷起、包紧，制成肉卷生坯。

6 将肉卷生坯放入蒸盘中，静置一会儿。

7 蒸锅上火烧开，放入蒸盘，用大火蒸约5分钟至肉卷熟透，取出蒸好的肉卷即可。

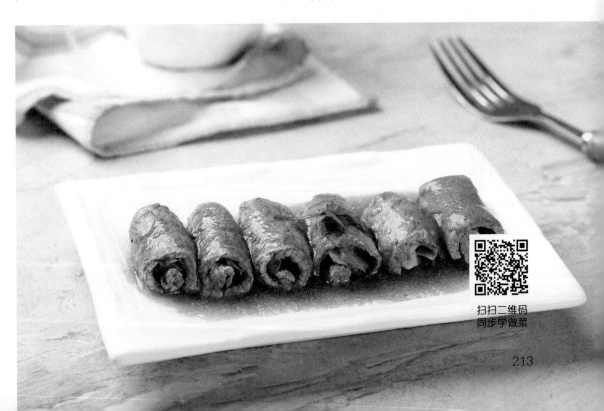

扫扫二维码
同步学做菜

213

NO.4   日常起居指南

终于快要和宝宝见面了，在临近生产的这段时间里，准爸爸和孕妈妈可以多学习一些分娩知识、做一些分娩前后的准备工作，如准备好住院及出院用品、确认好去医院的路线等，做好随时入院的准备。

做好随时入院的准备

我们无法确切地知道自己什么时候会生产，为避免临产前的慌乱，最好提前做好所有的准备。

○　分娩医院最好在产前或者更早的时候就确定好，定好后尽量不要在临产前临时改变。

○　提前选好去医院的路线及要乘坐的交通工具，最好预先演练一下去医院的路程和时间，制订好在特殊时段（如上下班交通高峰期、夜间等）及时到达医院的各种方案，并考虑到出现意外情况时的应对方法。

○　入院前，一定要带齐证件资料，包括医院的就诊卡、孕妇保健手册、病历本及产检记录资料、医保卡、准生证，以及夫妻双方的身份证等。另外，还需准备好住院期间所需的费用，带好笔和笔记本、手机和手机充电器等。（其他特殊资料可事先咨询医院）

○　入院后大多数准妈妈都不会立刻生产，分娩后很多新妈妈也还要留在医院观察几天，在此期间需要备好必需的生活用品，收在专门的包包里，并放在明显的地方妥善保管，以免分娩入院时手忙脚乱。

○　新生宝宝的生活用品最好在产前就备好，包括换洗衣物、奶粉、奶瓶、纸尿裤或尿布等，收在专门的包包里，供住院期间使用。

提前规划好月子生活

月子期是新妈妈调理身体的最佳时期，为了新妈妈的身体在产后能够尽快得到恢复，准爸爸及家人应该提前为孕妈妈月子期的生活做准备。

确定好坐月子的方式

由自己的婆婆或妈妈来照顾坐月子，或者请月嫂上门照顾月子，或是到坐月子中心由专人帮忙打理月子生活。新妈妈可以根据自己的身体状况、经济条件等来选择适合自己的方式，重点是要让自己和宝宝得到科学的照顾。

准备好合适的坐月子房间

布置好月子房很重要，因为新生宝宝几乎每天都和妈妈在一起，并且新生宝宝的营养几乎全部来自于母亲。一个良好的休养环境有利于新妈妈恢复体力和拥有好心情，从而能更好地哺育宝宝。

安排好月子妈妈的日常起居

新妈妈产后 24 小时应该如何护理？饮食和生活上有哪些要注意的地方？该如何哺喂宝宝？出院后又该怎么做？这些都应提前想好对策。这样新妈妈的月子生活才会有条不紊地进行。

挑选一名合格的月嫂

确定要请月嫂的新妈妈，建议在怀孕 6 个月时就开始寻找，并预定好。许多有口碑、经验丰富的月嫂，通常很早就被预订了，早一点儿选择，可以找到比较理想的月嫂。最晚也应在产前 1 个月定好。

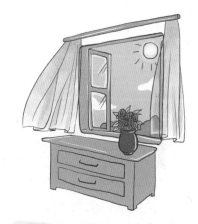

二胎家庭提前做好大宝的工作

家中已有其他孩子的二胎家庭，分娩前就应想好月子期间大宝的照顾与安置问题。不仅要安排好孕妈妈住院分娩期间负责照顾大宝的人，还应做好大宝的思想工作，多陪伴大宝，让大宝能顺利度过这段特殊时期。

密切关注临产征兆

孕妈妈接近临产时，会出现几个征兆，进入孕晚期后准爸爸和孕妈妈就要提前了解这些征兆。在待产期，一旦发现出现临产征兆就要及时赶往医院。

宫缩

临产时的宫缩与之前的假宫缩有所不同，它的特点是：一开始宫缩不规律，强度较弱，之后会慢慢变得有规律，强度越来越强，持续时间延长，间歇时间缩短。如果宫缩间隔时间在 5 ~ 10 分钟，每次持续时间 20 秒，就应该就医。

见红

见红通常发生在分娩前的 24 ~ 48 小时内。见红后若出现痛性规律宫缩时，就应准备去医院生产。

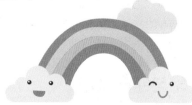

破水

破水是重要的产前征兆。发生破水时，孕妈妈会突然感觉到有大量的液体从阴道持续且不自主地流出。一旦发生破水，孕妈妈应尽量采取平卧姿势并尽快就医，入院待产，因为如果羊水流失过多，宝宝可能会出现缺氧的情况。

除此之外，临近分娩很多孕妈妈都会感觉到胎儿明显下降，原本负重的上腹部仿佛卸下"重担"，胃部不适感减轻，呼吸也变得顺畅多了，而且如厕次数明显增多。这些现象通常发生在分娩前 1 周或数小时，是分娩的信号。出现这些现象不必急于去医院，可以在家观察，当出现如上 3 种情况中的任意一种或更多，甚至一起发生时，应尽快赶往医院。

消除产前紧张情绪

几乎每一位即将临盆的孕妈妈都会有产前紧张情绪，对分娩感到恐惧。这多是由于担心生产、害怕疼痛或担心宝宝健康等原因造成的。产前紧张情绪不仅影响孕妈妈的心情、食欲等，还可能造成早产、流产或生产时因宫缩无力引发的难产。

适当放松心情

当感到焦虑不安时，孕妈妈可以采取练习瑜伽、散步、读书、听音乐、唱歌、想象一些美好的事情或找一个安静的地方冥想来消除焦虑感。

加强与家人的沟通

对分娩感到害怕的孕妈妈，产前可将各种可能遇到的问题与家人讨论一下，找到解决的方法，消除对生产的疑虑。孕妈妈还可以跟有过生产经验的亲戚或朋友多进行交流，学习经验，增加自信心，放下思想包袱。

正确了解生产

生产是正常的生理现象，绝大多数的孕妈妈都能顺利完成。生产时的疼痛大多只是暂时的，通过配合医生可以得到缓解。对于生产过程中出现的很多问题，通常也能得到及时解决。产前出现过并发症的孕妈妈也无须担心，只要及时咨询医生并配合治疗，宝宝是可以顺利降临的。

学习助产技巧

想要分娩过程顺利进行，在整个产程中正确配合医生用力和呼吸是非常重要的。同时，孕妈妈还可以多学习一些有助于缓解阵痛的小技巧。

配合产程，用对力气

分娩的痛苦和很多因素有直接联系，其中用力是核心的因素。孕妈妈在分娩过程中应尽量配合医生，正确用力，既能减轻疼痛感，蓄存体力，还有助于缩短产程。

坚持练习拉梅兹呼吸法

此前坚持练习的拉梅兹呼吸法在分娩前夕要继续训练，并熟练运用到分娩过程中。如果此前没有练习，应在医生的指导下配合呼吸与用力。

有助于缓解阵痛的一些技巧

从阵痛开始到正式分娩，通常会经历一段漫长的时光，此时，孕妈妈可以采用一些小技巧减轻宫缩痛。比如听听音乐、找到自己觉得舒服的姿势、多起来走动、适当吃点东西、和同行的家人说说话等，不要一直躺着不动，也不要一直想着"好痛""好难受"，而是要想着"马上就能见到宝宝了""和宝宝一起努力"，以积极的态度克服阵痛的难关。

助产运动推荐

随着分娩的临近，选择顺产的孕妈妈可以在医生的指导下经常练习助产运动，进行一些顺产分娩训练，对顺利生产很有帮助。

腹式呼吸

取仰卧位，肩膀自然放平，把手轻轻地放在肚子上，先把气全部呼出，然后慢慢地吸气，使肚子膨胀起来。气吸足后，再屏住气，放松全身，慢慢地将所有的气全部呼出。反复练习2～3次。练习时注意力要集中在呼气上，时间尽量长一些。

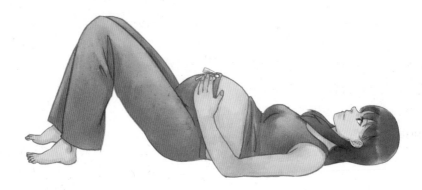

骨盆训练

身体呈爬姿，手脚与腰同宽，边呼气边绷紧腹部，前倾骨盆，弓起后背。吸气后，边呼气边慢慢放松腹部，然后一边恢复到原来的姿势一边向上抬头。

提腹运动

提腹运动可以收紧臀部肌肉和骨盆底部肌肉，有助于分娩。身体呈仰卧姿势，弯曲双膝，与腰同宽。双手伸直，掌心朝下，放在身体两侧。边呼气边挺起腰部。之后保持此姿势，边吸气边默数5下，然后再边呼气边慢慢放下腰部。如此反复练习3次。

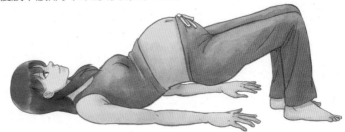

抬腿运动

放松腿部的运动有助于预防腿部肿胀、下肢静脉曲张。身体呈仰卧姿势，收起双膝。一条腿伸直并向上高举，脚尖绷紧后放松，再绷紧，放松，反复数次后弯曲膝盖，慢慢将腿放回原来的姿势。换腿练习。如此反复练习3次。

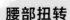

腰部扭转

腰部扭转运动可以锻炼孕妈妈骨盆处的肌肉。身体呈仰卧姿势，双膝并拢，慢慢向左侧翻转，大约呈45度。保持此姿势5秒，然后恢复成原来的姿势。再向右侧翻转。如此反复练习3次。双腿与腰同宽，用腹式呼吸进行放松。

No.5　胎教方案

在分娩之前也应继续进行胎教，各种胎教方法都可以。不过孕妈妈一定要保持良好的情绪，这样胎教效果才好。

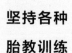

坚持各种胎教训练

前期进行的各种胎教训练，对胎儿形成了各种有益的刺激，胎儿已经形成了条件反射，为了巩固这种条件反射，在妊娠后期也应坚持进行胎教训练。而且，由于宝宝大脑的功能渐渐地发达起来，所以现在可以对他进行任何一种胎教。这就要求孕妈妈综合、灵活地运用各种胎教技巧。比如，原来采用过音乐胎教，在最后一个月也要坚持陪胎儿听音乐，在乐曲的选择上可以更丰富一些。

做好产前情绪胎教

除此之外，孕妈妈的情绪胎教也非常重要。到了妊娠后期，胎宝宝已经有能力感知到妈妈的情感了。所以，虽然孕妈妈可能会因为随时到来的分娩而感觉有些急躁和紧张，也应努力调整情绪，保持轻松愉快的心情，多阅读分娩知识，熟悉产程，做好分娩的心理准备。

进行形象与声音结合的语言胎教

本阶段语言胎教仍然是主要的胎教方法。在进行语言胎教时，一定要体现形象美与声音美的结合。比如，在给宝宝读画册时，不仅要念出文字内容，而且要把每一页的画面细细地讲解给胎儿听，把画面的内容语言化。胎儿虽然不能看到画册上画的形象或外界事物的形象，但母亲用眼睛看到的东西，胎儿可以用脑"看"到。这样，你就和胎儿一起进入你讲述的世界，你所要表现的中心内容，也就通过形象和声音输入了胎儿的头脑里。

220

No.6　"孕"事答疑

临近预产期，孕妈妈的心情也变得紧张起来，宝宝能不能顺利生产？要选择顺产还是剖宫产？以下为本阶段孕妈妈常见的疑问进行解答，希望能给广大孕妈妈解惑。

过了预产期还没动静怎么办？

预产期是指孕 40 周，临床上在孕 38 ~ 40 周生产都属于正常妊娠范围，达到或超过 42 周，即超过预产期 2 周及以上，为过期妊娠。过期妊娠易发生胎儿窘迫、羊水减少、分娩困难，甚至引起胎儿死亡，故应引起重视。

如果临近预产期还没有动静，孕妈妈就要加强运动，促使胎儿入盆。在接近预产期时应到医院进行产前检查，这对于制定处理方案是很有必要的。如超过预产期 1 周还未分娩，应及时去医院检查胎儿的情况。医生会根据胎儿情况来诊断妊娠是否过期，必要时催产处理，甚至以剖宫产的方法来终止妊娠。

离预产期还剩 1 周，见红了怎么办？

如果孕妈妈感觉"下面"黏黏的，一看发现有少量带血的黏液，这就是"见红"了。见红通常在临产前 1 ~ 2 天出现，此时子宫口正在逐渐张开，为分娩打开通道。见红是分娩的可靠信号，接近预产期出现见红，最好去医院检查一下，有可能是要生产了。

临近预产期感冒了对宝宝有影响吗？

这时候胎儿身体机能的发育都已经完成了，随时都可以出生，孕妈妈感冒对胎儿已经不会造成不良影响了。不过，孕妈妈也要多注意自己的身体，尽量避免感冒，感冒会影响孕妈妈的身体和精神状态，可能会对分娩造成一定的影响。如果感冒了，要注意多休息、多喝热水、多吃新鲜的蔬菜和水果，补充维生素 C，每天早上用盐水刷牙、漱口，以帮助缓解病情。如果病情严重，应参考医生的建议。

我要选择顺产还是剖宫产？

自然分娩是较为理想的、对母婴健康更好的一种分娩方式。随着子宫有节律地收缩，胎宝宝经过节律性压迫，肺部迅速产生一种肺泡表面活性物质，有利于肺部扩张、建立自主呼吸；经过肺泡的挤压，新生儿湿肺发生率降低。而且，自然分娩的创伤小、安全系数高、出血少、产后恢复快，是孕妈妈的首选分娩方式。

但是，生产有时候并不能完全按照自己的理想状态来进行，还需考虑到产妇的身体情况与胎儿的大小等多方面的现实因素。所以，具体选择分娩方式时，产妇及其家属都最好听从医生的建议。

臀围大的妈妈更好顺产吗？

"屁股大好生养"，这是很多人对怀孕生产的"经验之谈"。其实，这种观点并不科学。能否顺产，取决于骨盆、产道的条件，产妇的精神因素，胎儿的胎位、大小等多方面因素。臀围大的孕妈妈并不表示骨盆也大，臀围大小也不是顺产的决定因素。

剖宫产会不会更利于保持身材？

有的孕妈妈认为，顺产的时候骨盆完全打开，以后想恢复身材就非常困难，而剖宫产虽然挨了一刀，却不会让身材走样。这种观点是错误的。骨盆的扩大和张开是在孕期就发生的，并不是在生产那一刻才发生，而且相比之下，顺产的妈妈可以早下床活动，更有利于产后的恢复。

高龄妈妈是不是只能剖宫产？

高龄产妇也不一定得剖腹生产。只要骨盆大小、子宫收缩的强度都正常，有很多高龄产妇一样可以自然生产。有时候因为年纪的关系，骨盆韧带肌肉柔软度不够，会造成产程比较久，但是这样的状况也不一定会需要剖宫产，最重要的是孕妈妈必须坚持科学饮食、适量运动，加上其他条件的配合，自然生产也是可行的。